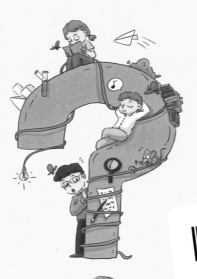

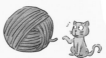

儿童趣味

成长大百科

·身边的科学·

凌 云 ◎ 主编 沙棠文创社 ◎ 绘

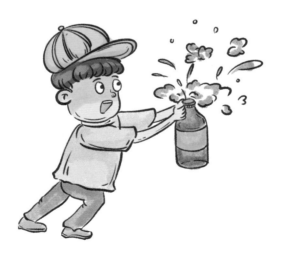

黑龙江科学技术出版社

HEILONGJIANG SCIENCE AND TECHNOLOGY PRESS

图书在版编目（ＣＩＰ）数据

儿童趣味成长大百科 . 身边的科学 / 凌云主编；沙
棠文创社绘 . —— 哈尔滨：黑龙江科学技术出版社，
2023.6
ISBN 978-7-5719-1924-5

Ⅰ.①儿… Ⅱ.①凌… ②沙… Ⅲ.①科学知识－儿
童读物 Ⅳ.① Z228.1

中国国家版本馆 CIP 数据核字 (2023) 第 098941 号

儿童趣味成长大百科 . 身边的科学
ERTONG QUWEI CHENGZHANG DA BAIKE. SHENBIAN DE KEXUE

凌 云　主编　　沙棠文创社　绘

策划编辑	沈福威　顾天歌	
责任编辑	回　博	
排版设计	常　亭	
封面设计	天下书装	
出　　版	黑龙江科学技术出版社	
	地址：哈尔滨市南岗区公安街 70-2 号　邮编：150007	
	电话：（0451）53642106　网址：www.lkcbs.cn	
发　　行	全国新华书店	
印　　刷	北京盛通印刷股份有限公司	
开　　本	710 mm × 1000 mm　1/16	
印　　张	4	
字　　数	40 千字	
版　　次	2023 年 6 月第 1 版	
印　　次	2023 年 6 月第 1 次印刷	
书　　号	ISBN 978-7-5719-1924-5	
定　　价	120.00 元（全 6 册）	

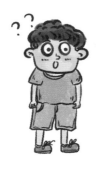

目录

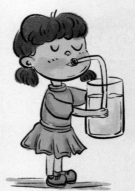

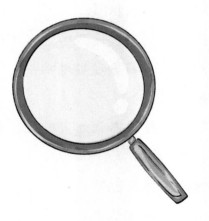

漂亮的烟花为什么能飞到天上绽放？

你是不是也很喜欢看在空中绽放的烟花？那些烟花可以发射到很高的地方，非常漂亮。其实发射烟花和发射炮弹的方式是一样的！烟花的底部有一个封闭管道，里面放入火药，点燃以后，可以利用火药燃烧产生的高温气体将烟花"炮弹"推射出去，这会给烟花足够的能量急速飞升到空中然后爆炸，这样，烟花就绽放了。

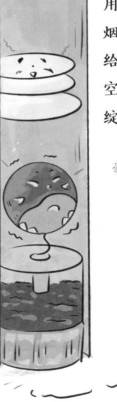

燃放烟花一定要遵守国家规定，燃放或观看时要保持安全距离，注意安全哦！

为什么在飞机上要关闭手机呢？

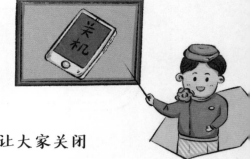

坐飞机时，乘务员总会强调，让大家关闭手机等电子设备。这是因为在飞机上使用手机或便携式电子设备会对飞机造成一些信号的干扰，严重时甚至会让飞机导航设备、自动驾驶系统失灵，一旦发生这种情况，将严重威胁航空的安全。

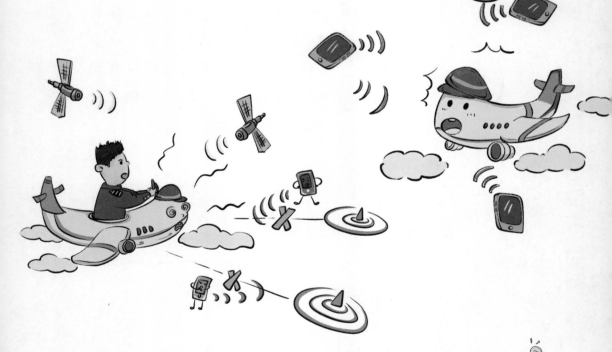

现在，有些国家已经允许手机调成飞行模式后不用关机，但仍有很多地方是不允许的。对于乘客而言，遵守规则永远是最安全的。

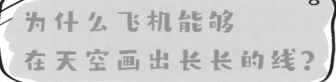

为什么飞机能够在天空画出长长的线？

飞机在飞行过程中燃烧燃料，排出废气，废气中的高温水汽与高空中湿冷空气中的水分子相遇，瞬间凝华成小冰晶，集结悬浮在空中。由于飞机飞行的速度远远大于这些小冰晶消散的速度，所以在飞机飞过的地方，会形成长长的白色烟带，这就是我们在地面上看到的飞机身后的白线。

能看到飞机拉线需要同时满足一定的温度、空气湿度，以及晴朗无风的天气三个条件，这可并不容易呢。

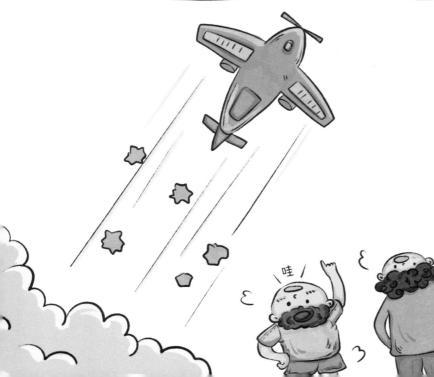

哇！

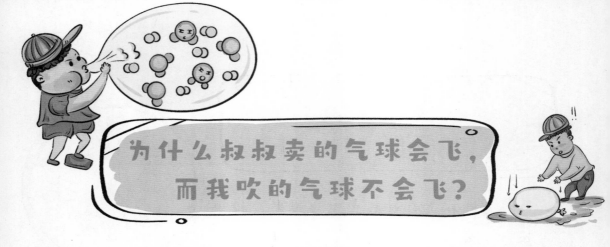

为什么叔叔卖的气球会飞，而我吹的气球不会飞？

用嘴巴吹起来的气球中的气体，二氧化碳的比例较大。这时气球的重量比空气大，所以会往下沉；而我们买的气球则是销售员充过特殊气体的，一般是氢气和氦气，它们都比空气要轻，所以会飘起来。

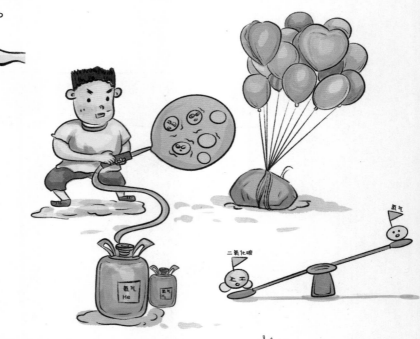

 氢气虽然无毒，但是容易燃烧和爆炸，如果你买的是氢气球，记得一定要远离火源。

摩天大楼的玻璃窗脏了该怎么擦？

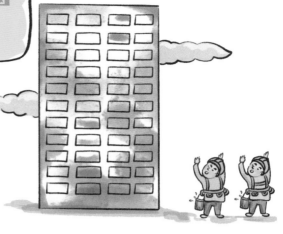

要想擦高层建筑物的外墙玻璃，一定要邀请"蜘蛛人"啊。"蜘蛛人"就是指那些攀爬在城市高楼外墙上进行清洁工作的人，因为他们能很好地利用安全设备，把握自身平衡，靠一根保险绳和一根作业绳，把自己悬挂在大楼外，所以被称为"蜘蛛人"。"蜘蛛人"是高危工种，外墙清洗必须要在良好的天气条件下进行，风力4级以上时要停止工作。

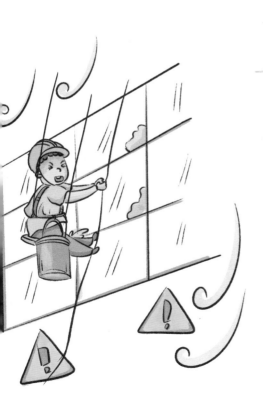

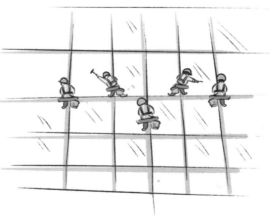

随着科技的发展，无人机正逐渐成为清洁幕墙的新选择。也许在未来，"蜘蛛人"可以彻底摆脱危险的高空作业了。

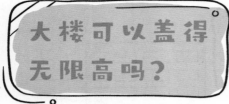

大楼可以盖得无限高吗？

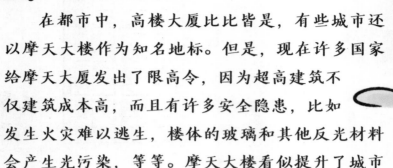

　　在都市中，高楼大厦比比皆是，有些城市还以摩天大楼作为知名地标。但是，现在许多国家给摩天大厦发出了限高令，因为超高建筑不仅建筑成本高，而且有许多安全隐患，比如发生火灾难以逃生，楼体的玻璃和其他反光材料会产生光污染，等等。摩天大楼看似提升了城市的品位和形象，实则造成许多安全隐患和资源浪费，所以大楼当然不能盖得无限高。

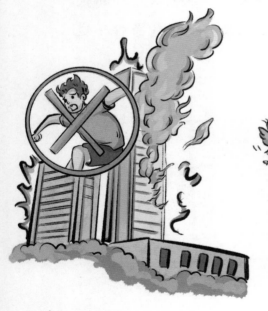

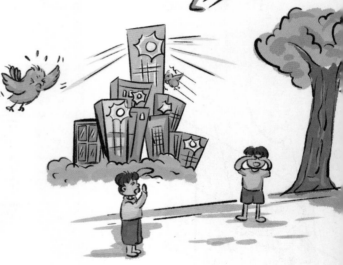

世界上最高的建筑是阿拉伯联合酋长国迪拜的哈利法塔，高828米，一共有162层。

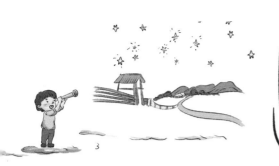

　　城市夜晚的街道上闪耀着霓虹灯和各种照明灯，明亮的人造光将夜空照得太亮，掩盖了很多亮度较低的星星的光芒，人们只能看到那些亮度高的星星了。同时，环境污染导致城市空气质量差，能见度低，也是造成这种现象的原因之一。

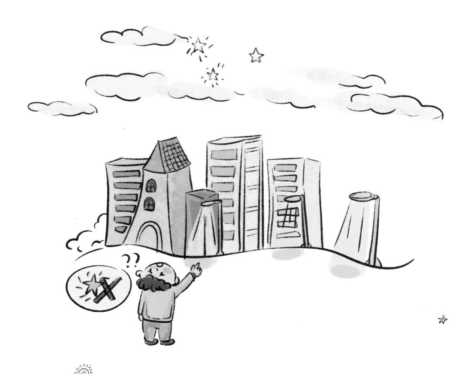

如果你想仔细观察夜空中的星星，不妨远离城市，去郊区或者山上看一看。

彩虹制造者

魔法
小实验

彩虹是一种非常神奇又美丽的自然现象，即使在夏天也难得一见。你想不想自己做出彩虹来呢？

魔法准备　一把手电筒、一个玻璃杯、一面小镜子、清水。

魔法开始　找一个光线昏暗、四周是白色墙壁的房间，把玻璃杯装满水，将小镜子斜插在水里，打开手电筒，把光对准小镜子打进玻璃杯中，不断调整角度，不一会儿，彩虹就在墙壁上出现了。

魔法揭秘　彩虹是因为阳光射到空中接近球形的小水滴，造成色散及反射而成。实验中，玻璃杯的水和镜子为光线提供了形成彩虹的条件，于是，彩虹就被人工制造出来了。

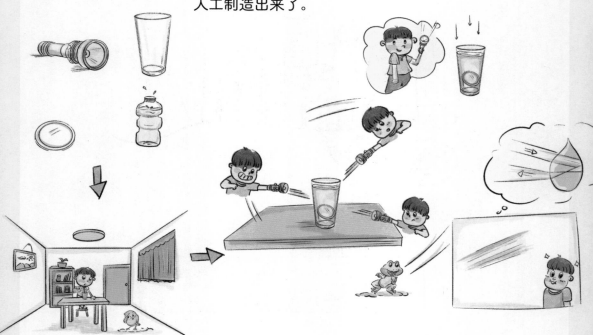

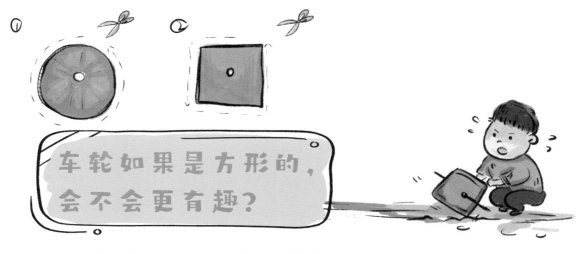

车轮如果是方形的，会不会更有趣？

　　这个问题很好玩，我们一起来做个小实验。你可以用硬纸板剪一个圆形，再剪一个方形，然后在它们的中心各插一根细棍，拿着细棍分别滚动它们，你会发现什么呢？圆形的滚起来很流畅，而方形的滚起来会特别不平稳。那么你喜欢坐方形轮子的车，还是圆形轮子的车呢？

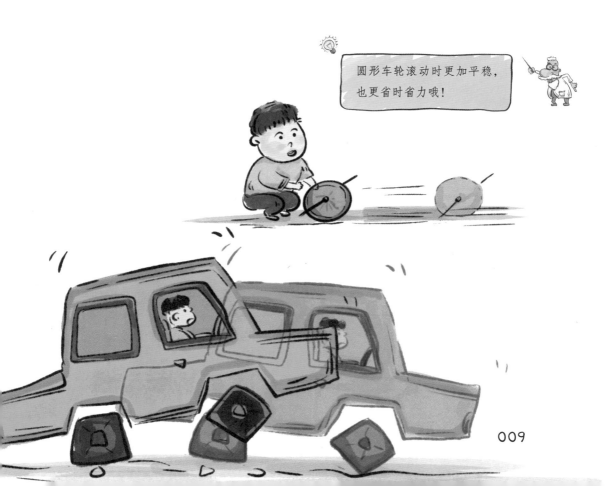

圆形车轮滚动时更加平稳，也更省时省力哦！

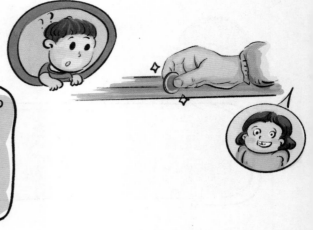

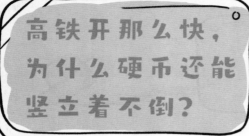

高铁开那么快，为什么硬币还能竖立着不倒？

　　你在高铁上做过立硬币的实验吗？我国高铁的高稳定性世界领先，原因有几个：首先高铁铁轨采用了世界先进的轨道技术，能保证行驶路线平直没有大波动，底部颠簸小；其次是高铁的流线型车身设计，车头和车身不再是方形大块头，受到空气的阻力小，车身摆动小；另外在速度控制方面非常精确，偏差小，所以平稳控制得更好。

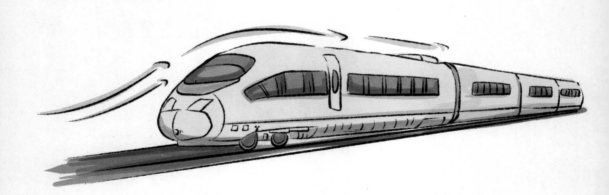

中国高铁的速度和稳定性是世界公认最佳的，中国高铁最快运行时速居世界第一位。

普通马路上的路灯主要是为了夜晚方便行人、保护非机动车设置的，而高速公路上没有行人和非机动车，路面平坦，路况较好，更加安全。另外，路灯的照明效果其实并不好，它的灯光不连续，而且不均匀，忽明忽暗的灯光会让司机感觉更加疲劳。所以在高速路上，司机依靠汽车自带的车灯照明反而能够更安全地行驶。

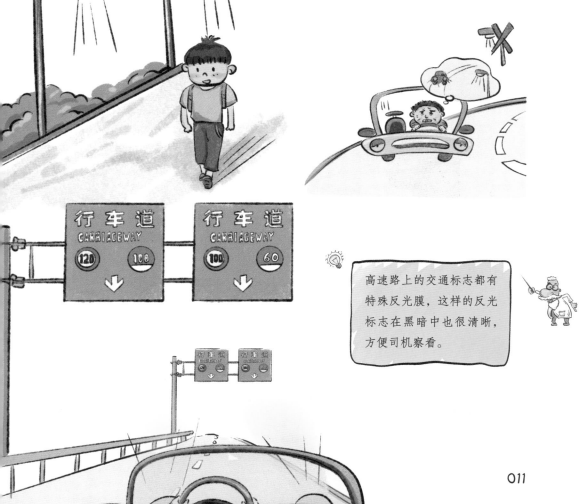

高速路上的交通标志都有特殊反光膜，这样的反光标志在黑暗中也很清晰，方便司机察看。

为什么要选择红、绿、黄色作为交通灯的颜色呢?

其实,最早的交通信号灯是为火车而不是为汽车通行设计的。红色很醒目,而且红光的可视距离更远,更容易被人注意,所以红灯被选为禁止通行信号。黄色光的穿透能力也较强,可视距离仅次于红光,因此采用黄色灯光作为警告信号。采用绿色作为通行信号,是因为绿色和红色的区别最大,易于分辨,同时绿色光的显示距离也较远。

黄色信号灯的发明者是我国的胡汝鼎先生。

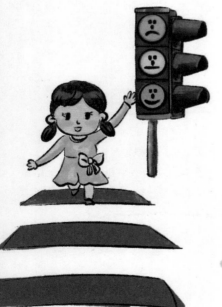

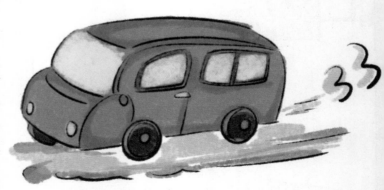

为什么小孩子坐汽车时不能像大人一样系安全带，而一定要坐安全座椅呢？

　　儿童乘车必须坐安全座椅，安全座椅要优先安装在驾驶员正后方的后排位置。小汽车的安全带是按照成人的身材来设计的，小孩子的身材瘦小，直接使用安全带只能从颈部通过，扣紧后身体与座位之间仍然留有较大空隙。车辆发生碰撞时会产生很大的冲击力，安全带无法将儿童安全固定在座位上，还有可能会勒住脖子或者导致身体其他部位受伤。

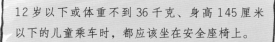

12 岁以下或体重不到 36 千克、身高 145 厘米以下的儿童乘车时，都应该坐在安全座椅上。

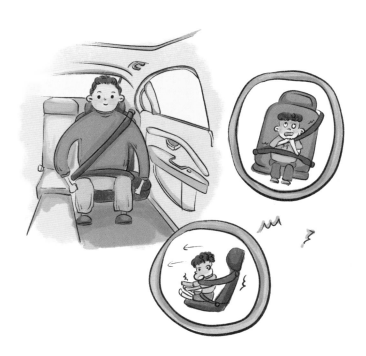

013

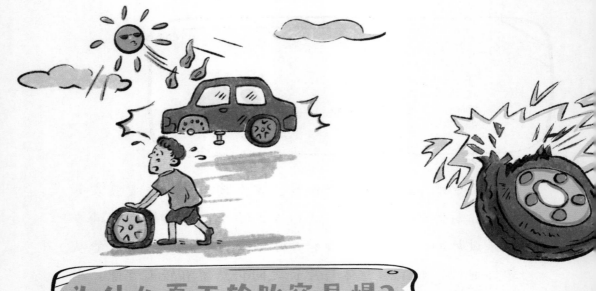

为什么夏天轮胎容易爆？

　　夏天很热，温度那么高，轮胎里的空气也会热得"受不了"，于是会膨胀又膨胀，当空气在轮胎里挤得受不了，轮胎就会"砰"的一下爆出一个洞。当然，夏天的高温也会让橡胶做的轮胎发生变形，耐压能力降低，于是热空气更能把轮胎挤出个洞了。

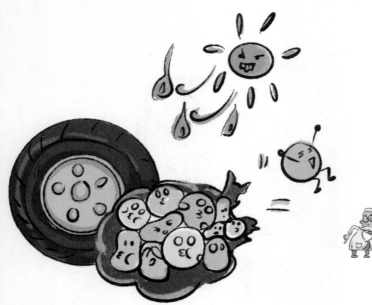

夏天给自行车轮胎打气时，记得要少打点，而且最好把自行车存放在阴凉的地方。

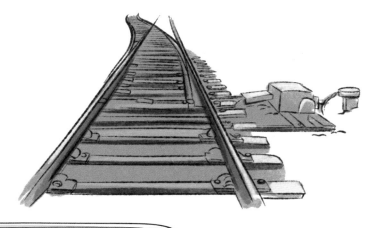

为什么火车没有方向盘?

因为火车行驶的线路和方向并不需要司机来控制,司机只需要调整好速度,按规定停车就可以。当火车要拐弯时,只需通过岔道转换来引导火车转向不同的线路。很久以前,有一种专门手动扳动道岔的职业,不过现在已经完全自动化了。

火车早期叫做蒸汽机车,因为蒸汽机一般是使用煤炭或木柴作为燃料的,所以人们便把它叫做"火车"。

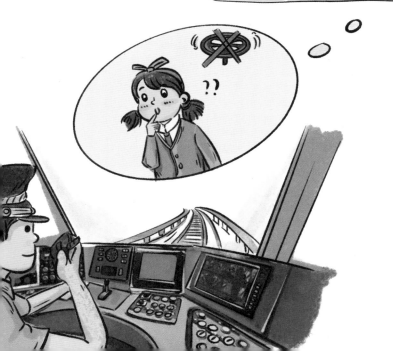

建房子时为什么要先挖坑打地基？

　　如果把楼房直接建在地面上，沉重的建筑物会把地面压得下沉，甚至出现墙体分裂，这样的楼房谁敢住呢？所以建筑工程师要先对土层的地下结构进行调查，通过钻探等方式了解地下深层能不能承受得住高楼重压，然后再把很长的钢筋混凝土桩打进地下，这样就把高楼的重量传递到桩底，牢固的基础可以让高楼平稳，也可以抵御大风或者地震的影响。

著名的意大利比萨斜塔就是因为地基原因产生了沉降和倾斜。

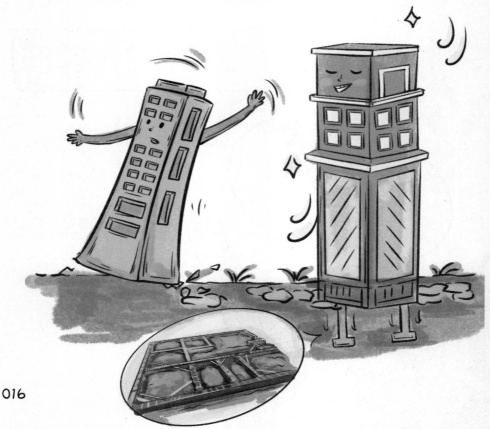

自动门为什么会自动打开？

许多商场或公寓楼都装有能够自动开闭的门，非常便利。当人离自动门一定距离的时候，门就会自动打开，等人离开一定范围之后，它马上自动关闭。

其实，很多自动门都装有一种电子感应器，能发射出人眼看不到的红外线或微波信号，当信号被靠近的人反射时，感应器接收到反射回的信号，门就自动开了；当人远离门，感应器接收不到信号时，门就关上了。

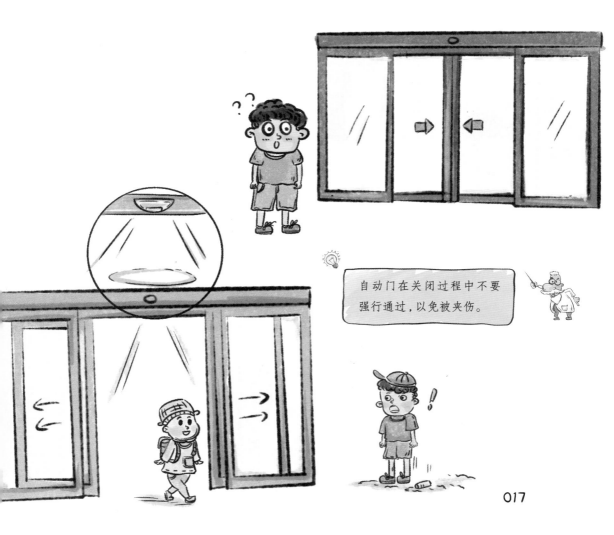

自动门在关闭过程中不要强行通过，以免被夹伤。

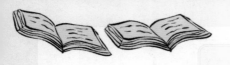

书本大力士

　　纸很脆弱，我们可以轻易撕碎它。两本书又能有多大的神力呢？我们来试一试。

魔法准备　两本普通的书、两个衣架、一瓶带提手的矿泉水

魔法开始　将两个衣架分别夹在两本书的书页中，然后把两本书的书页交叉叠放在一起。一个衣架钩住矿泉水的提手，再拎起另一个衣架，两本书不但没有分开，还把矿泉水轻而易举地提起来了！

魔法揭秘　纸张的表面粗糙，当两页纸的表面紧贴在一起时能产生摩擦力，而两本书的纸页叠加，摩擦力便成倍增加，书本也就很难分开了。试试用手往两边拉这样叠放书页的两本书，看你能不能把它们分开？

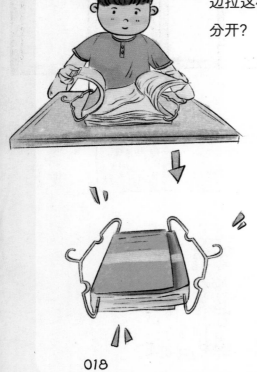

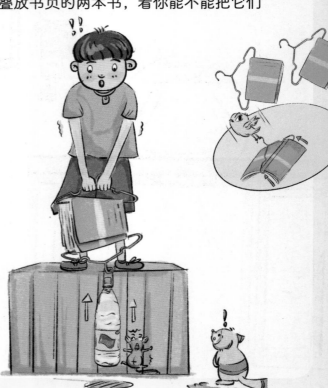

你的感觉没错。刚从冰柜里拿出来的冰棍温度都在 0 摄氏度以下，但是人的舌头温度在 36 摄氏度以上。当冰凉的冰棍接触温热的舌头时，会出现热传递效应，舌头上的唾液瞬间凝固成冰晶，使舌头和冰棍冻结在一起。

冰棍不宜一次吃太多、太快，以免引起胃肠炎、喉痉挛等病症。

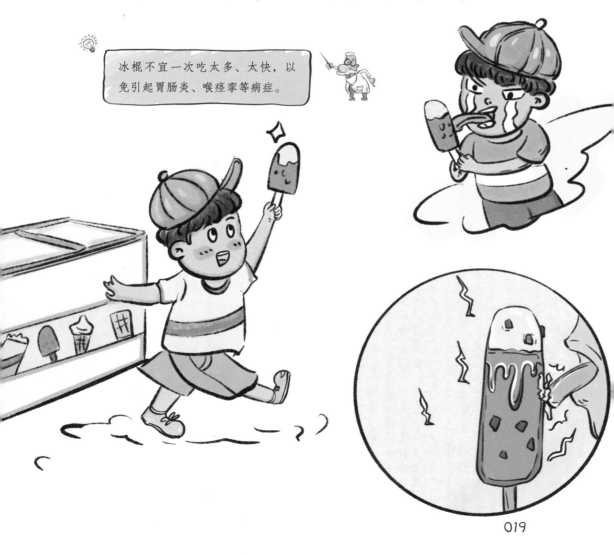

为什么方便面都是弯弯曲曲的？

方便面的面条大都经过了油炸，面条很脆，容易折断，做成弯曲状可以让它不易碎。另外，这么长的面条包装起来就要很大的包装袋，弯曲的面条占的空间小，更节省包装成本。最后一点，弯曲的面条用开水泡开以后，口感更好。

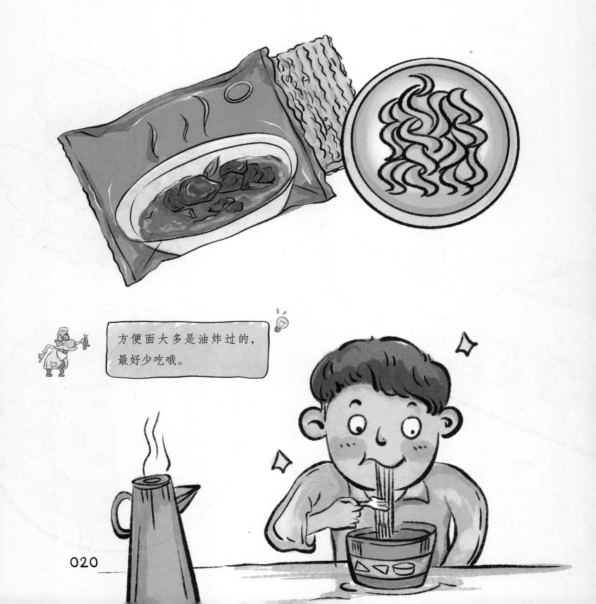

方便面大多是油炸过的，最好少吃哦。

为什么生病时吃的药大多是苦的？

药里面含有多种化学物质，其中有一种叫生物碱的物质，通常会呈现苦味。另外，为了保证药品本身的稳定，不容易受热膨胀、受潮、开裂，防止被虫子吃掉，里面会加入各种药品填充剂，这些填充剂也会呈现苦味。很多儿童药尝起来甜甜的，是因为加入了糖或矫味剂，以便让孩子能够更好地接受药物。

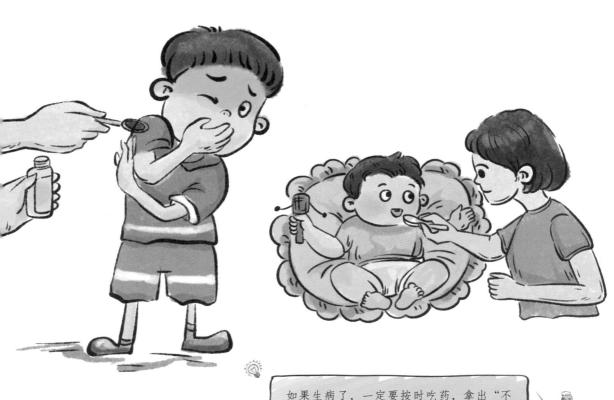

如果生病了，一定要按时吃药，拿出"不怕苦"的劲头哦。

为什么妈妈不让我把铁盘子放进微波炉？

微波炉加热食物时不能使用金属器皿，这是由微波炉的工作原理决定的。微波炉依靠电磁波加热食物，电磁波可以穿透陶瓷、塑料、玻璃等非金属物品，却无法穿透金属，所以如果把食物放在金属容器里，就无法加热食物。另外，如果金属在微波炉中长时间加热，微波会被金属器皿不断反射回微波炉中，这将直接导致微波炉电路板短路，使微波炉损坏甚至起火。

不要将塑料袋等杂物放在微波炉上面的散热口，以防着火。

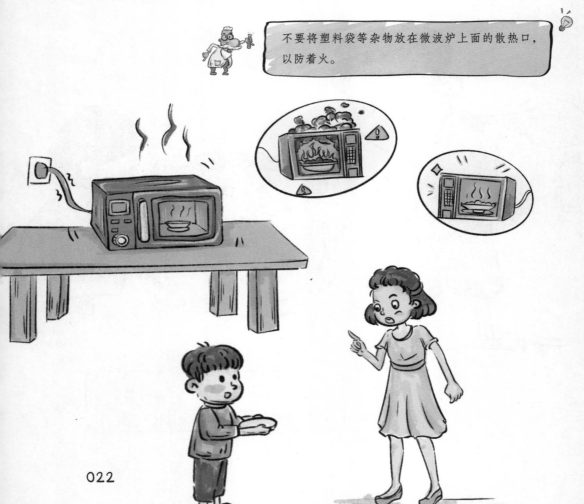

为什么电冰箱的门这么厚?

我们都知道,冰箱内的温度和冰箱外的温度差很大,冰箱外的热量一个劲儿地想往冰箱里跑,这时遇到非常厚的冰箱门和四壁,热量就很难传入。所以冰箱门和冰箱的四壁做得越厚,隔热的效果会越好。

现在很多冰箱都变得既美观又轻薄,占用空间更少,还更省电。

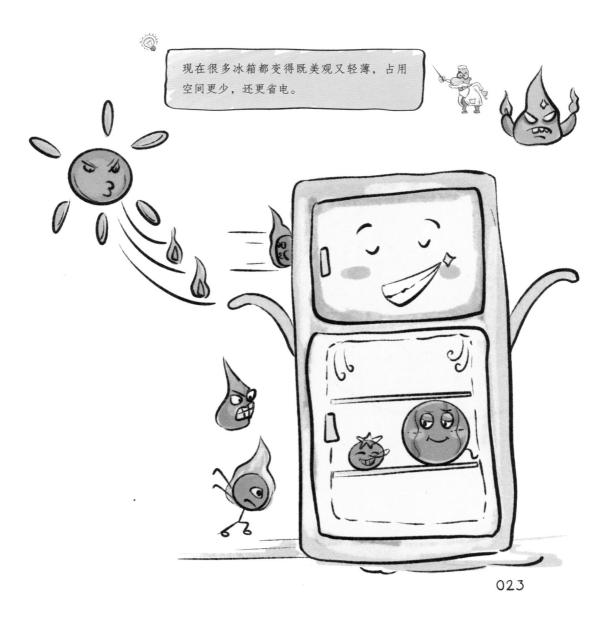

洗洁精为什么能把盘子洗得这么干净呢？

　　这是因为洗洁精里含有的物质可以将油污乳化成小油滴，分散悬浮在水里，并且还能阻止油滴重新聚集，这时再用水冲洗，就能使油污从餐具的表面分离出去，盘子就变得干净了。

虽然洗洁精能去除油污，但是它并不具有消毒功能哦。

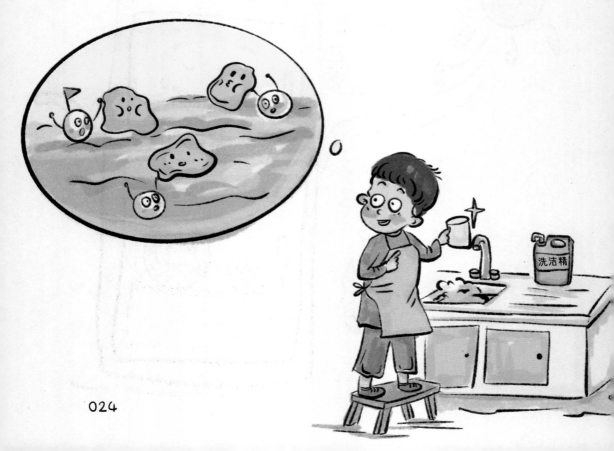

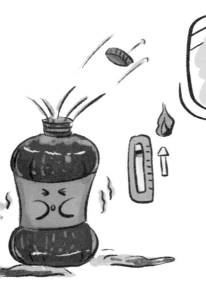

瓶装饮料在运输的过程中会受到颠簸，这种颠簸会使瓶内液体的气泡增多。如果瓶子装得太满，气泡产生的压力可能会导致瓶子爆裂。此外，当天气变热，温度上升时，瓶中的饮料会膨胀，内部压力也会增加，饮料就有可能冲开瓶盖或膨胀破瓶，从而造成损失和伤害。因此，填充饮料时，一般会在瓶子里留出空间。

饮料虽然以水为基本原料，但是会加入很多添加剂，喝多了会影响健康。水才是最好的"饮料"。

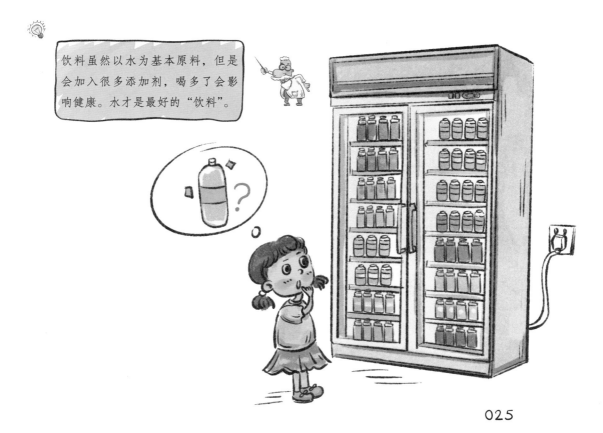

025

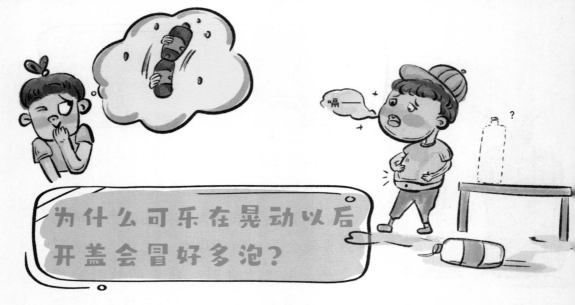

为什么可乐在晃动以后开盖会冒好多泡?

　　可乐中含有大量压缩的二氧化碳气体,当我们打开瓶盖的时候,由于压力发生了变化,二氧化碳就会迫不及待地往外跑,于是产生大量气泡。如果开盖前摇晃可乐,会让瓶子里的压力变得更大,气泡也就更多了。

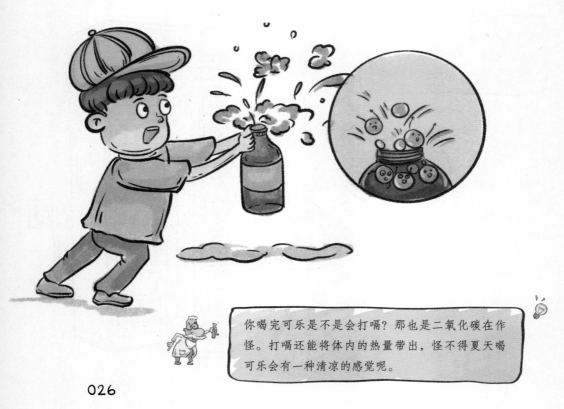

你喝完可乐是不是会打嗝?那也是二氧化碳在作怪。打嗝还能将体内的热量带出,怪不得夏天喝可乐会有一种清凉的感觉呢。

为什么用吸管可以喝到杯子里的水呢？

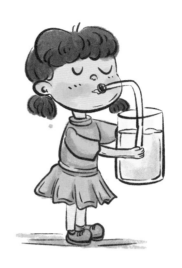

用嘴巴吸吸管，就能喝到杯子里的水，这是因为所有的物体都会受到空气的压力，杯子里的水也是一样。当你吸吸管时，先吸走了吸管里的空气，吸管里的压力变小，于是吸管外面的压力就挤着水，让水往压力低的地方移动，把水挤进了吸管中。

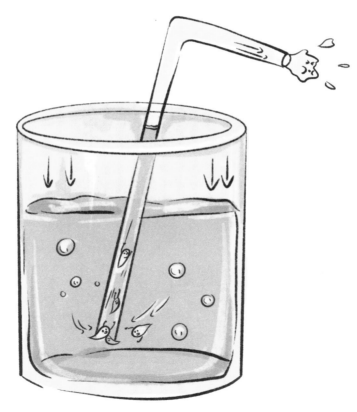

 大部分吸管都是塑料制成的，吸管的大量使用不利于环境保护，我们应该尽量不使用塑料吸管。

为什么做菜的时候要放盐？

首先，盐是我们保持身体健康不可或缺的物质，它能调节身体内水分的均衡分布和酸碱度的平衡。另外，盐是"味觉之王"，它能激发出食物本身的鲜味，让食物变得更加可口。你可以对比试试，加了盐和没加盐的饭菜，哪一种吃起来更好吃？

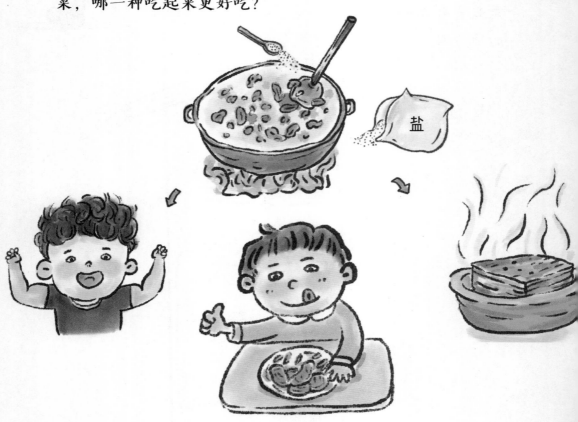

盐虽然很有用，但是吃盐也要适量。成人每天食盐的摄入量不应超过6克，儿童要更少哦。

只有水才能灭火吗？

消防员灭火的方式有多种，包括冷却灭火、窒息灭火、隔离灭火、化学抑制灭火等。用水灭火是冷却灭火的一种。当遇到电器着火、油料着火、特殊化学品着火的时候，用水不仅不能灭火，还会扩大灾害程度。所以，遇到火情时我们要根据实际情况来选择正确有效的灭火方式。

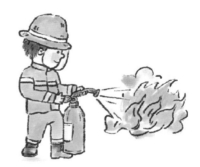

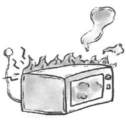

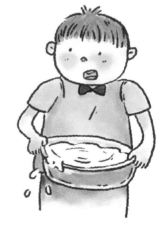

为了保障人身安全，我们要树立消防安全意识，除了了解正确的灭火常识，还要学会火灾逃生的方法。

为什么家里的燃气刚打开时会有一股臭味？

家用燃气的主要成分都是无色无味的气体。燃气闻起来是臭的，是因为加入了加臭剂。燃气中含有的气体有毒又容易爆炸，扩散到空气中是没办法发觉的，而有了这种"臭鸡蛋味"，能帮助我们及时发现燃气泄漏，提前采取措施，防止爆炸或者中毒。

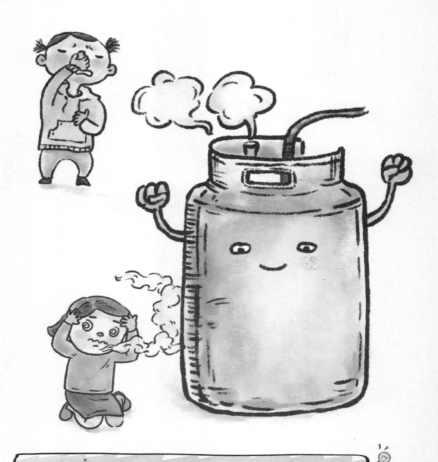

加臭剂只是气味难闻，但本身没有毒性，也不会对环境有明显的污染。

为什么厨房里要安装油烟机？

油烟机一般安装在厨房灶台的正上方，它能将炉灶燃烧产生的废气和烹饪时产生的对人体有害的油烟迅速抽走排出，起到减少室内污染、净化空气的作用。

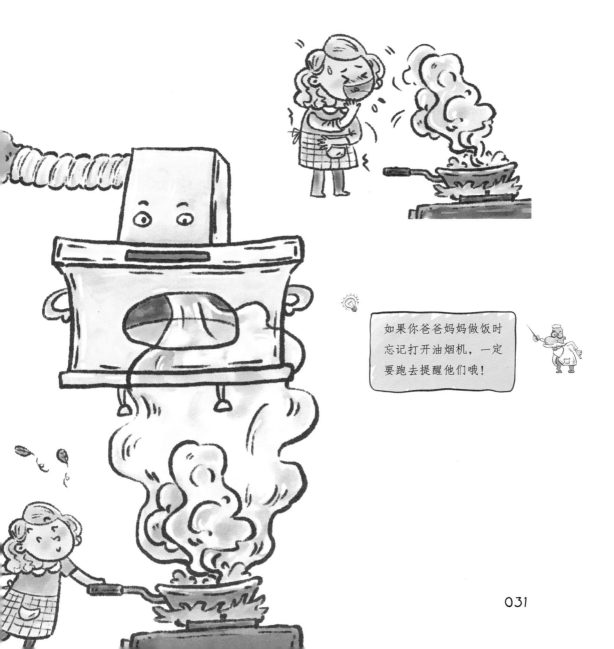

如果你爸爸妈妈做饭时忘记打开油烟机，一定要跑去提醒他们哦！

美丽的冰块项链

晶莹剔透的冰块也能做项链，而且都不用打孔哦，我们一起来试试！

魔法准备	一个盘子、一根棉线、食盐、方形小冰块若干
魔法开始	把冰块放在盘子里，将棉线轻轻平放在冰块上，在棉线与每个冰块的接触面上撒一些食盐，不一会儿，棉线和冰块就粘在一起，变成了美丽的冰块项链。
魔法揭秘	盐能加速冰块融化，冰块撒上盐的部位发生了融化，随后又重新结冰，于是冰块和棉线就"粘"在一起了。

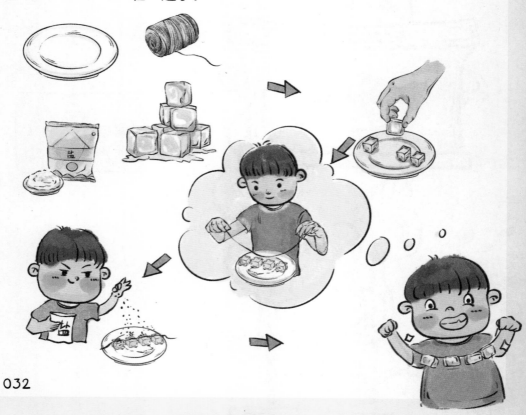

为什么一到冬天，爸爸的眼镜总会起白雾？

你有没有发现，眼镜起雾的时候通常是爸爸从寒冷的室外走进温暖的室内时发生的。这是室内外温差较大引起的。冬天室外温度很低，与室外同样温度的眼镜被带到温暖的室内时，空气中的水蒸气便液化成了小水珠附着在镜片上，镜片上便产生了白雾。

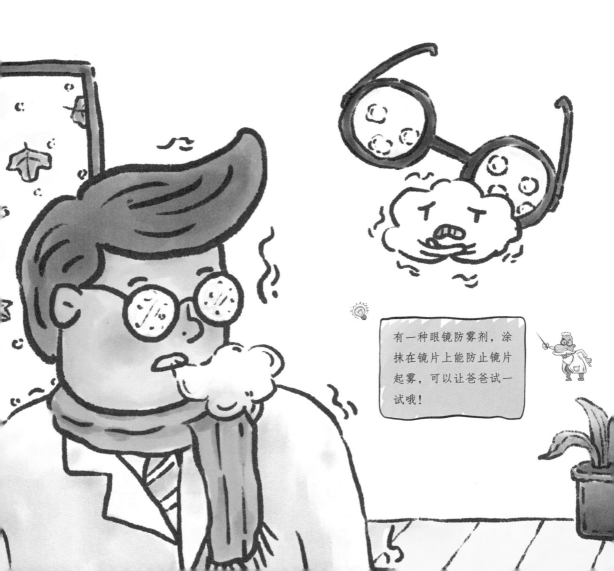

有一种眼镜防雾剂，涂抹在镜片上能防止镜片起雾，可以让爸爸试一试哦！

　　有些书的封面上印着闪闪发光的金色书名或者图案，它们并不是金子做的，而是电化铝箔，这是一种封面烫金的工艺。铝箔纸不光可以做成金色，还可以做成各种颜色，通过加热和加压的办法，将图案或文字转移到被烫印的封面上，烫印过的地方便有了金属般闪光的效果。

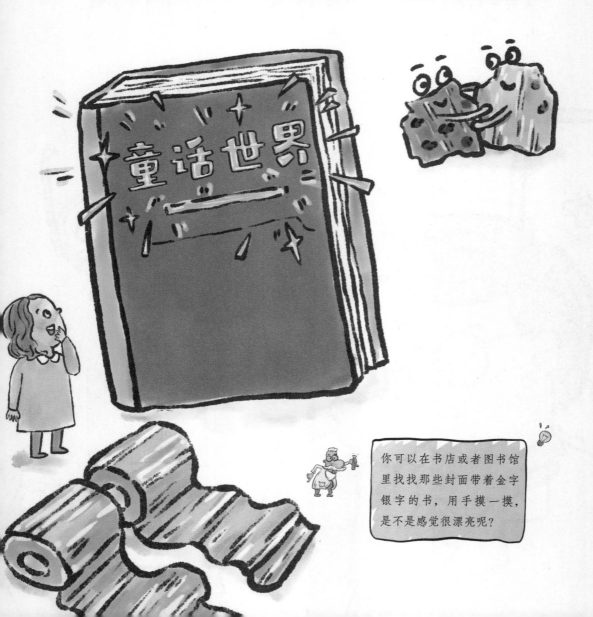

童话世界

你可以在书店或者图书馆里找找那些封面带着金字银字的书，用手摸一摸，是不是感觉很漂亮呢？

为什么我买的书放久了之后纸张会发黄呢？

大多数纸张是用木材制作的，里面含有纤维素和木质素。木质素长时间暴露在空气和光线中时，会发生氧化作用，于是呈现出黄色。而纤维素被氧化后则会使纸张变脆。为了更好地保存图书，应该将书存放在干燥、避光的地方。

循环利用旧的纸张，就是保护森林，保护自然环境。

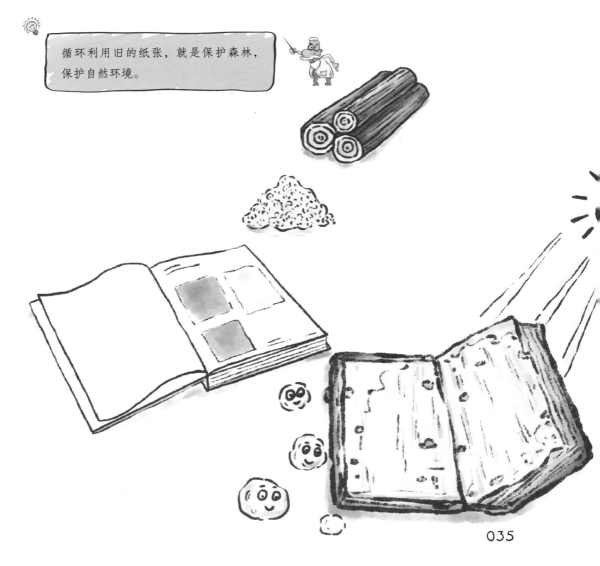

为什么书的封面不会被水弄湿？

一本书的封面除了美观，还起到保护内部书页的作用。为了更好地保护内部书页，方便清洁，封面在制作时常常会用比书页更厚的纸张，同时给封面覆上一层光膜或亚光膜，这样就能起到很好的防水防污作用啦！

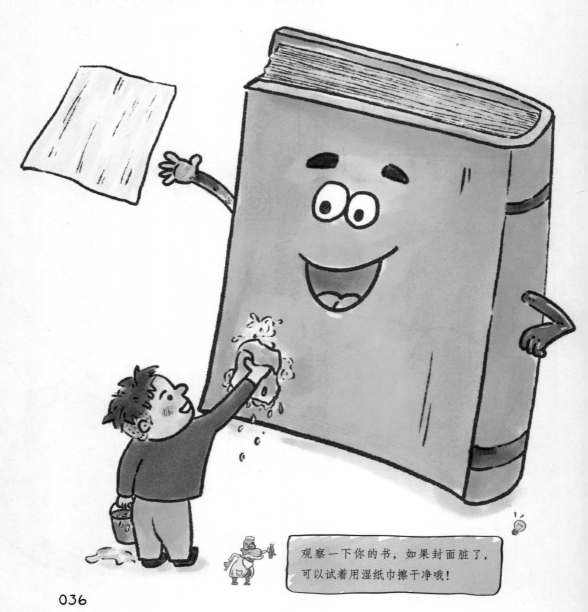

观察一下你的书，如果封面脏了，可以试着用湿纸巾擦干净哦！

为什么橡皮能擦掉铅笔的笔迹呢？

铅笔笔芯的主要成分是石墨。用铅笔写字时，石墨经过摩擦作用附着在纸上，形成了字迹。橡皮的主要成分是橡胶，在擦字的时候，纸上的石墨颗粒被橡胶吸附下来然后带走，于是字迹就消失了。

用圆珠笔和钢笔写字时，墨水渗透到了纸张里，所以不能被橡皮擦掉。

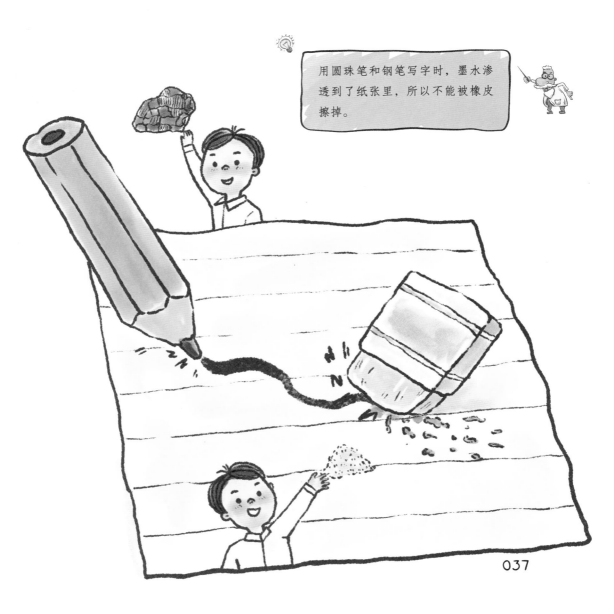

为什么铅笔上会有H或者B的标志？

　　H表示硬度，H前面的数字越大，表示铅芯越硬，写在纸上的颜色就越浅。B表示黑度，B前面的数字越大，表明颜色越浓、越黑。HB表示中等，软硬适中，是日常写字常用的。还有标F的铅笔，硬度在HB和H之间。B类铅笔笔芯相对较软，适合绘画。

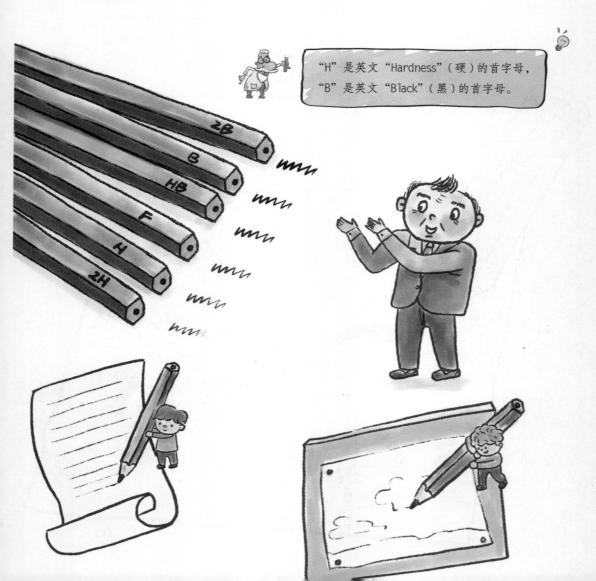

"H"是英文"Hardness"（硬）的首字母，"B"是英文"Black"（黑）的首字母。

为什么不能关灯看电视？

　　看电视时如果把灯全部关掉，背景就会很暗，不断闪动的小荧光屏和背景形成强烈对比，时间一长，眼睛就会感到疲劳，就像我们长时间用眼睛盯着灯光一样。眼睛长时间受到刺激之后，会导致视力下降，损害眼睛健康。

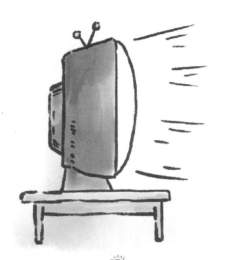 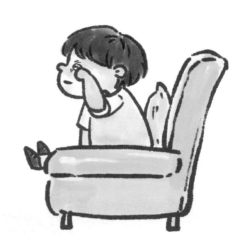

看电视的时候应该把屋内光与电视屏光线的对比度和亮度调整好，让双眼在舒适的环境中注视屏幕。另外，看电视的时间也不能太长哦。

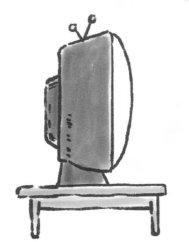 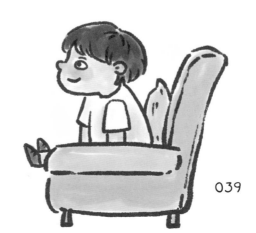

为什么看 3D 电影的时候，一定要戴特别的眼镜？

　　人的左右眼位置有差别，所以在观看同一个物体时，看到的角度就不同。两种角度的成像经过大脑综合分析以后，我们就能区分物体的前后、远近，从而产生立体视觉。立体电影就是利用这样的原理来制作的。用两台摄像机分别模仿人两只眼睛的不同视角同时拍摄，放映时再用两台投影机同步放映到一个大银幕上，这时戴上特殊的眼镜，左右眼同时观看，就会呈现出非常立体的效果。

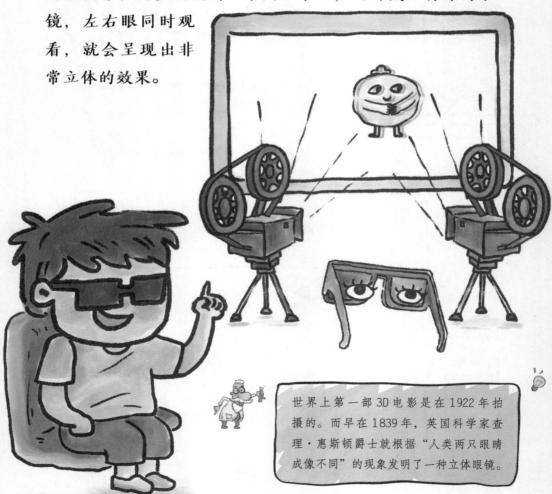

世界上第一部 3D 电影是在 1922 年拍摄的。而早在 1839 年，英国科学家查理·惠斯顿爵士就根据"人类两只眼睛成像不同"的现象发明了一种立体眼镜。

为什么乘扶梯的时候不能踩黄线？

扶梯上的黄线是安全警示线，一般涂在扶梯每个台阶的边沿和有间隙的地方，提醒乘梯人注意台阶的高度差，与有缝隙的边沿保持距离。如果踩在黄线上或距离黄线太近，容易把松散的鞋带、裤脚、软拖鞋等挤住，人可能会从扶梯上摔下来，非常危险。

乘坐扶梯不仅不能踩黄线，也不能在上面蹦跳。

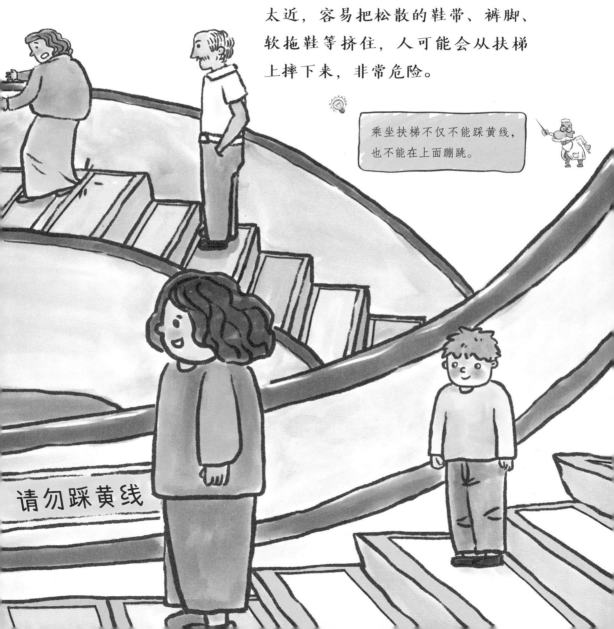

请勿踩黄线

看不见的信

看起来很神秘的现象，背后的原理可能很简单。现在就来教你写一封"看不见的信"。

魔法准备 白纸1张、白色蜡笔1根、毛笔1支、水彩颜料若干

魔法开始 先用白色蜡笔在白纸上写下你想传递的信的内容，可以写字也可以画画。完成之后的信看起来仍然是白纸一张。接下来，用毛笔蘸水彩颜料将白纸涂满，信的内容便"赫然纸上"啦！

魔法揭秘 水彩颜料会浸入纸中，使纸张变色，但是被蜡笔涂过的地方，水不能渗透进去，就会一直保持白色，于是信件的内容就显示出来了。

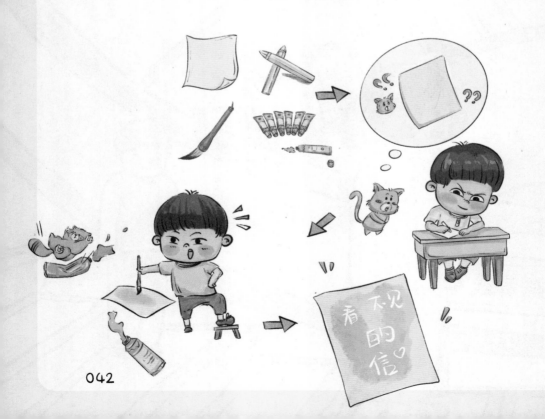

买回来的新衣服，为什么妈妈要洗过后才让我穿呢？

　　新衣服看起来既漂亮又干净，但其实它在加工过程中会用到一些化学品，而在生产、储存、运输、交易的过程中，还可能会吸附灰尘、螨虫、细菌等肉眼看不到的东西。如果不经过清洗就直接穿上，可能会引起皮肤过敏，甚至一些呼吸道疾病。所以为了健康着想，新衣服还是洗完之后再穿。

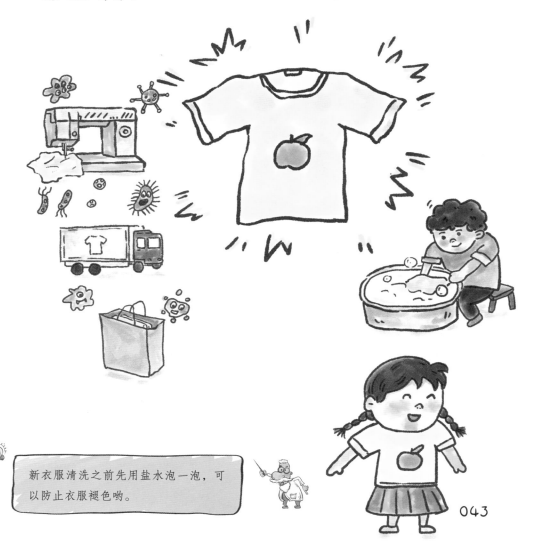

新衣服清洗之前先用盐水泡一泡，可以防止衣服褪色哟。

羽绒是鸟身上用来保暖的、非常柔软的绒毛，我们穿的羽绒服里就充满了羽绒。蓬松柔软的羽绒里充满了空气，由于空隙很小，里面的空气无法流动，外面的冷空气不容易到达里面，里面的热空气也不容易散到外面，这样温度就变得恒定，起到了保暖的效果。

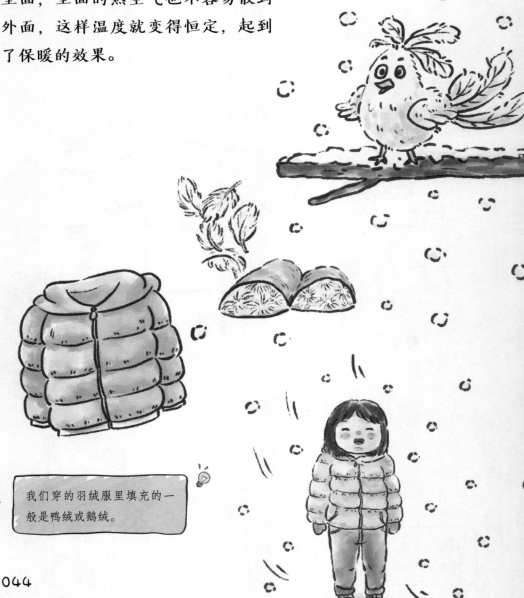

我们穿的羽绒服里填充的一般是鸭绒或鹅绒。

为什么衣服的拉链拉起来之后变得这么牢固？

　　看起来小小的拉链，你是很难用蛮力给扯开的。仔细观察，拉链上的小凸起就像牙齿一样，通过拉头的滑动互相咬合在一起，这种结构不用链头来拉开的话，是很难分开的。这可是很难得的发明呢。

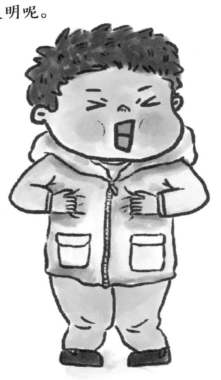

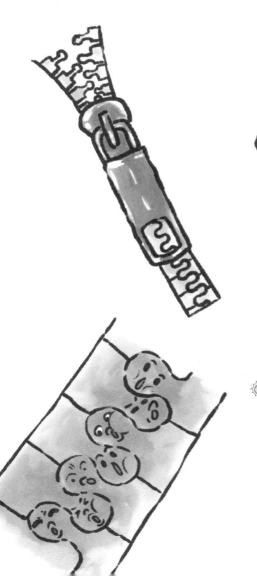

如果拉链不好拉开，可以试试把肥皂水涂在上面，再上下多拉几次，就会又变得顺滑了。

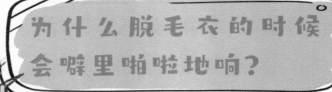

在冬天的晚上脱毛衣时，经常会听见噼里啪啦的声音，如果环境黑暗，还能看到小火花，身上还会有小小的刺痛感，像被电了一样。这是衣服摩擦产生静电导致的。为了防止静电出现，可以先把一只手放在墙上，这样就能去除静电了。

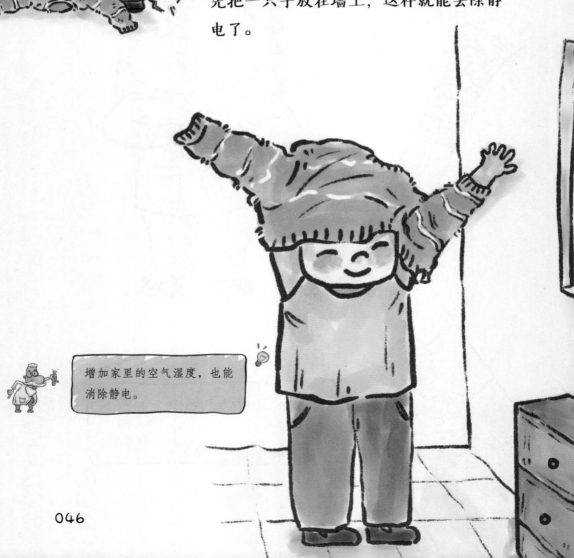

增加家里的空气湿度，也能消除静电。

为什么皮鞋越擦越亮?

　　一双又脏又皱的皮鞋,只要除掉灰尘,涂上皮鞋油,擦拭后就会变得很亮,很好看。难道鞋油有什么魔法吗?原来,光照到任何表面都会发生反射,如果平面是光滑的,就能产生很强的反光,看上去就更亮。旧皮鞋的表面并不光滑,当鞋油的小颗粒填到皮鞋粗糙的皮面时,会让表面变得光滑,光线一照看起来就亮得多了。

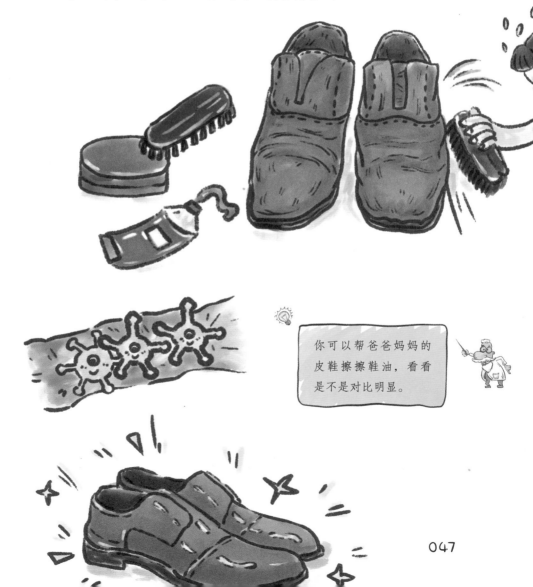

你可以帮爸爸妈妈的皮鞋擦擦鞋油,看看是不是对比明显。

门镜也被称为"猫眼"，它是由一块凹透镜和一块凸透镜组成的。根据透镜的成像原理，当我们从室内向外看时，门镜能为我们把外界物体形成一个正立、缩小的像，但如果从室外向里面看时，就看不到任何东西了。

透镜成像规律是一种神奇的光学定律，有点复杂，但是非常有趣。

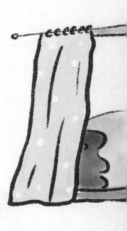

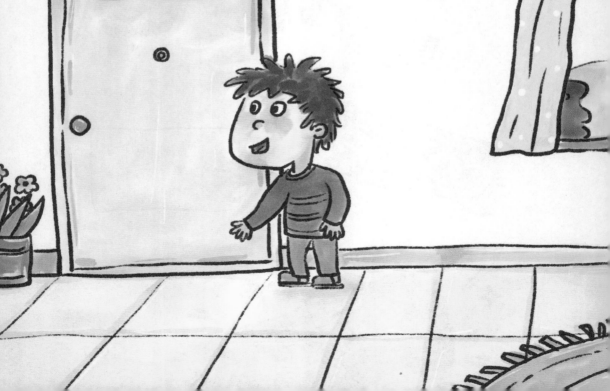

镜子其实是由玻璃做成的，它的背面镀有一层薄薄的银、铝或水银，这些是非常好的反光材料，当光线照射到光滑的玻璃上，反光材料便反射光线，进入人眼，这样就被我们看到了。

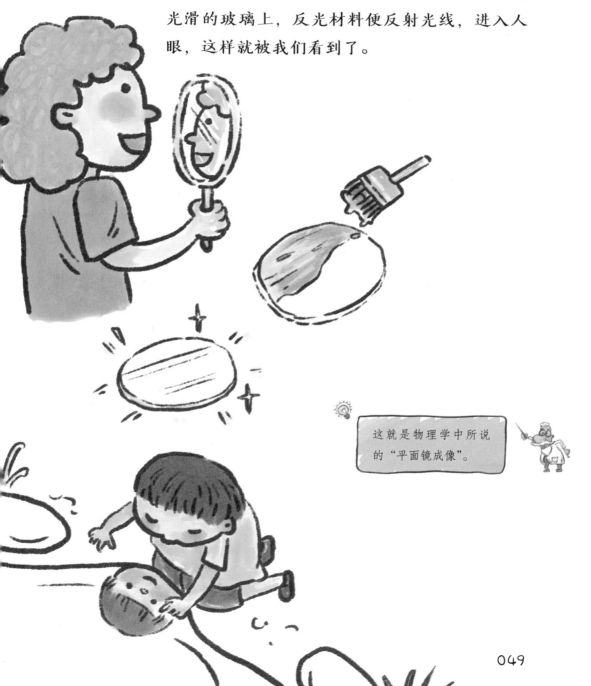

这就是物理学中所说的"平面镜成像"。

为什么废旧电池不能随便乱扔？

　　很多电池中含有重金属，如铅、汞、镉、锰等，如果将电池作为生活垃圾处理，这些重金属就会污染水源和土壤，进而污染人类的食物，导致重金属进入人体，后果是非常严重的。重金属进入人体，经过长期积蓄难以排除，会损害神经系统、造血功能和骨骼，更严重的会诱发癌症，对人类生命造成极大威胁。因此，废旧电池一定不能随意丢弃。

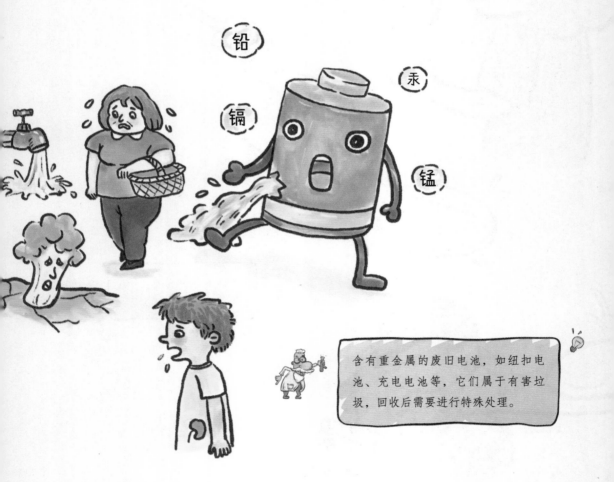

铅　汞　镉　锰

含有重金属的废旧电池，如纽扣电池、充电电池等，它们属于有害垃圾，回收后需要进行特殊处理。

为什么晒过的被子有一股太阳的味道？

太阳对被子的加热和紫外线作用会使被子里的氧气激发成臭氧。被子本身的味道混合着臭氧形成的味道，就会变成"太阳的味道"。被子在晾晒过程中能去除里面的水分，防止发霉；紫外线还能够抑制细菌、螨虫的滋生，所以，晒被子的好处可多了！

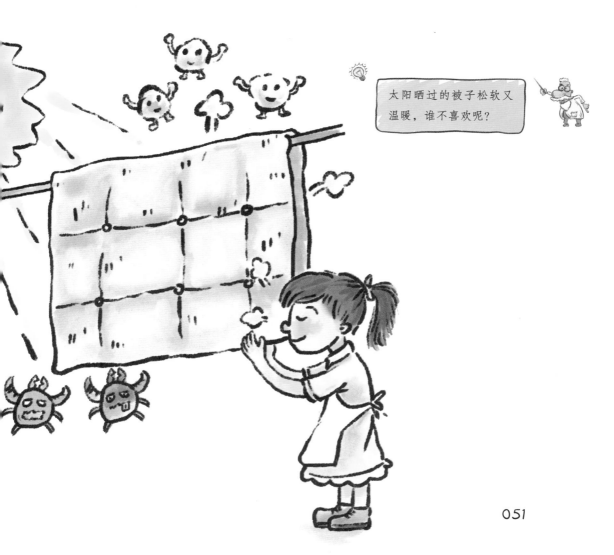

太阳晒过的被子松软又温暖，谁不喜欢呢？

为什么下过雨以后的泥土有"清香"气味？

其实这种清香不是来自泥土，而是来自泥土里的微生物。我们知道，泥土里有很多细菌，有一种"放线菌"会在下雨后飞快生长，并产生容易挥发的土臭素，"清香"味道就变得明显了。这就是下雨后我们能闻到的"泥土的清香"。

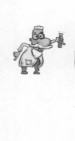

无论清香来自什么，这种气味会不自觉地让我们神清气爽。

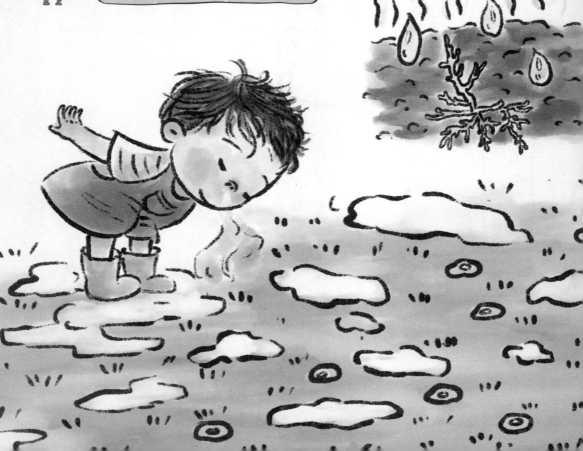

为什么雨伞不会被淋湿？

衣服是用布做的，会被雨水淋湿，可雨伞却不会。这是因为制作雨伞的布料上有一层防水涂层，水沾到雨伞后，会被挡在外面，接着便沿着伞的弧形外轮廓迅速滑落了。

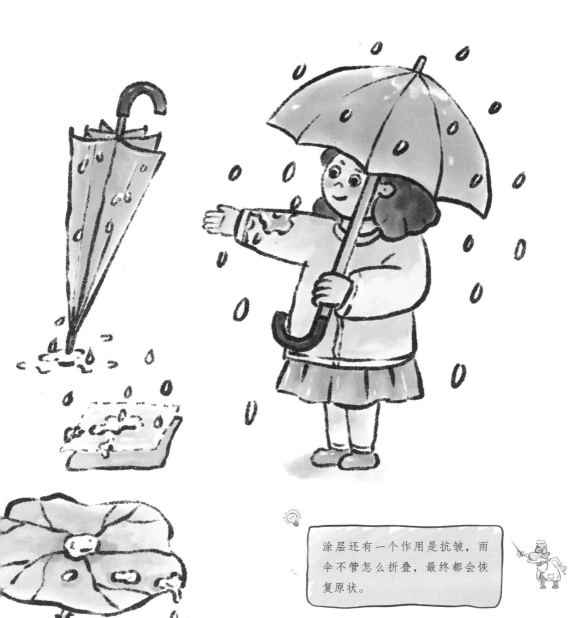

涂层还有一个作用是抗皱，雨伞不管怎么折叠，最终都会恢复原状。

花盆底部的洞是为了让土壤变得松软、透气，而且还可以排水、通风，从而保证植物的健康生长。如果花盆底部没有洞，土壤的水分增多却无法排出时，就会造成土壤缺氧，大大减弱植物吸水、吸收养分的能力，让植物变得营养不良，甚至会使土壤滋生细菌，导致植物生病。

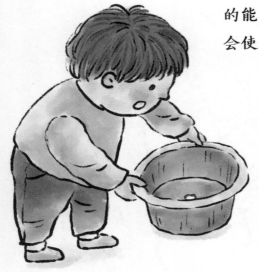

大部分盆栽植物都在春秋季节换盆。

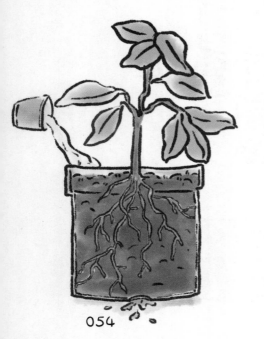

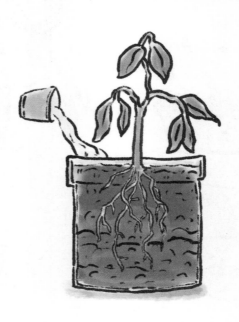

看得见的声音

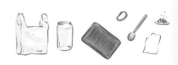

我们是通过耳朵才能听到声音的，如果我们想用眼睛去"捕捉"声音，有没有可能办到呢？

魔法准备　一个薄塑料袋、一个罐子、一点白糖、一小张纸、一根橡皮筋、一把勺子、一个烤盘

魔法开始　把薄塑料袋展开平铺在罐子口上，绷紧后用橡皮筋固定，小鼓就做好了。把纸撕成小碎屑，撒在鼓面上，用勺子轻轻敲鼓面，纸屑就"跳起舞"来了。在鼓面上撒一点白糖，把烤盘举到鼓旁，拿勺子敲打烤盘。仔细看，白糖竟然也跟着"跳起舞"了。

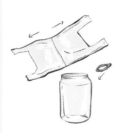

魔法揭秘　声音是由于物体振动产生的，是一种波。敲击小鼓产生的振动会让纸屑"跳起舞"来。振动也能通过空气进行传播，当敲打烤盘的时候，声音产生的振动通过空气传播到了旁边的鼓面上，令鼓面也发生振动，于是白糖也跳起舞来。你还可以试试把手放在家里的音响上，打开音响放首歌，看看你能不能"摸到"声音。

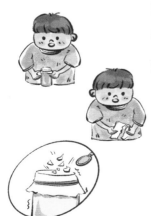

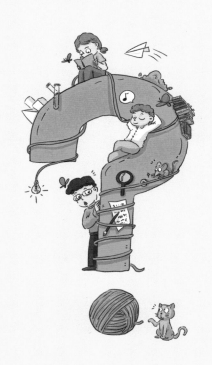

儿童趣味
成长大百科

·奇怪的古生物·

凌 云 ◎ 主编　沙棠文创社 ◎ 绘

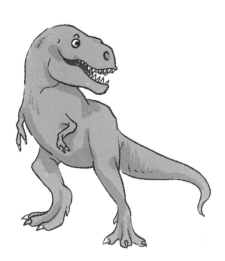

黑龙江科学技术出版社
HEILONGJIANG SCIENCE AND TECHNOLOGY PRESS

图书在版编目（CIP）数据

儿童趣味成长大百科．奇怪的古生物 / 凌云主编；
沙棠文创社绘 . —— 哈尔滨：黑龙江科学技术出版社，
2023.6
ISBN 978-7-5719-1924-5

Ⅰ．①儿… Ⅱ．①凌…②沙… Ⅲ．①科学知识 – 儿
童读物②古生物 – 儿童读物 Ⅳ．① Z228.1 ② Q91-49

中国国家版本馆 CIP 数据核字 (2023) 第 098944 号

儿童趣味成长大百科．奇怪的古生物
ERTONG QUWEI CHENGZHANG DA BAIKE. QIGUAI DE GUSHENGWU

凌云　主编　　沙棠文创社　绘

策划编辑	沈福威　顾天歌	
责任编辑	回　博	
排版设计	常　亭	
封面设计	天下书装	
出　　版	黑龙江科学技术出版社	
	地址：哈尔滨市南岗区公安街 70-2 号　邮编：150007	
	电话：（0451）53642106　网址：www.lkcbs.cn	
发　　行	全国新华书店	
印　　刷	北京盛通印刷股份有限公司	
开　　本	710 mm×1000 mm　1/16	
印　　张	4	
字　　数	40 千字	
版　　次	2023 年 6 月第 1 版	
印　　次	2023 年 6 月第 1 次印刷	
书　　号	ISBN 978-7-5719-1924-5	
定　　价	120.00 元（全 6 册）	

目录

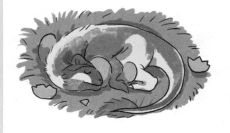

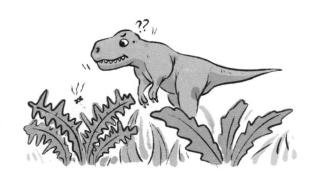

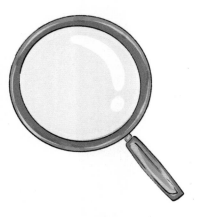

为什么高山上会有鱼类和贝壳的化石？

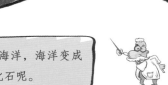

化石是存留在岩石中的古生物遗体或遗迹。很多年前，这座山所在的地方是一片海洋，但后来由于地壳运动，曾经的海洋变成了高山，而化石就是最好的证据，所以，有鱼类和贝壳化石的山在多年前一定是一片海洋。

地壳是在不断运动的，它使高山变成海洋，海洋变成高山。喜马拉雅山上也有海洋生物的化石呢。

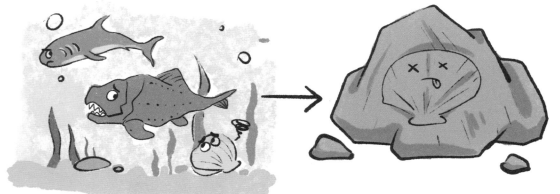

科学家是怎样知道化石年龄的呢？

有很多方法可以推算化石的年龄，比如根据化石所在的地质层推断，底层的年代会比上层的年代更久远；再比如通过测量化石中某些元素的放射性衰变，通过它们的衰变规律计算，最常用的是"碳-14年代测定法"。

C-14

科学家已经研究出越来越多测定化石年龄的方法了，测量也越来越精确。也许未来的你能找到更精确、更简便的方法。

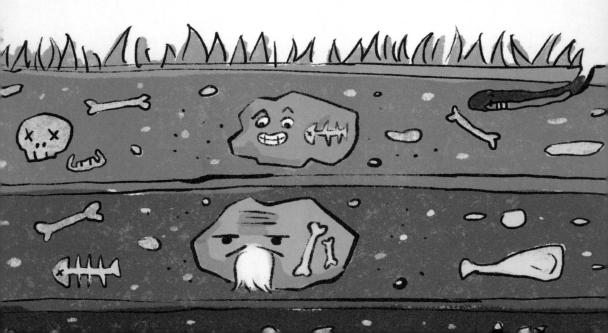

为什么我们能知道已经灭绝了的生物长什么样？

通过化石。很久以前死去的动物、植物的遗体和痕迹被留在岩石中成为化石，将这些化石的模样结合它们现存"近亲"的样子，可以大致推断出它的原貌。骨骼化石比较多的大型生物，要先尽量将它拼装成完整的骨架，根据骨骼结构来推断出生物的基本外形。

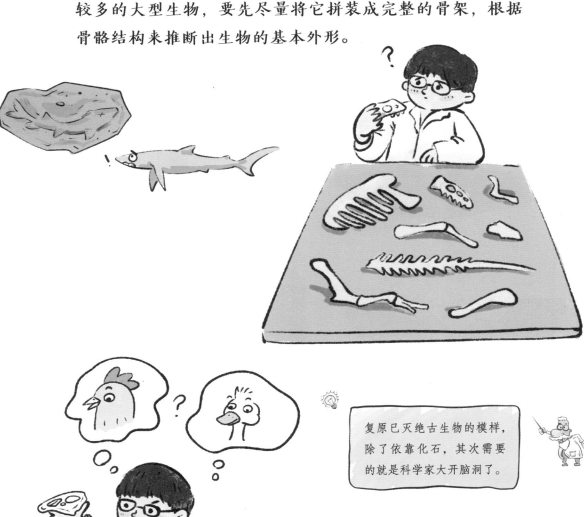

复原已灭绝古生物的模样，除了依靠化石，其次需要的就是科学家大开脑洞了。

为什么脚印也能变为化石？

通常来说，骨骼比较容易形成化石，而脚印化石的形成需要十分苛刻的条件。脚印在湿度和黏度合适的泥沙地面被清楚地留下来，在短时间内干燥定型，接着被沉积物严实地覆盖，在地底历经千百万年的岩化作用后才能形成脚印化石。

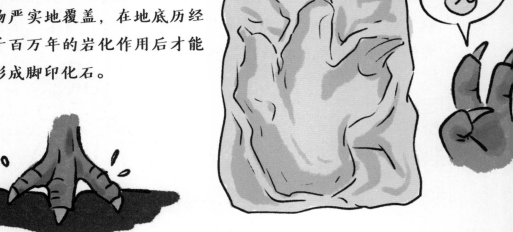

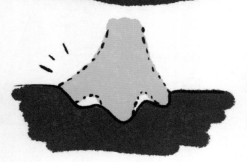

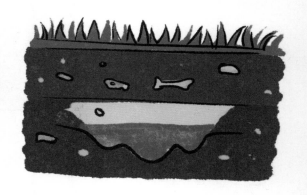

 脚印化石很像记录古生物活动的"特写镜头"，对研究它们的形态结构和生活习性有很重要的作用。

细菌可以保存为化石吗？

细菌可以保存为化石。生物学家曾在 35 亿年前的古老地层中发现了蓝细菌的化石。蓝细菌能够形成大的层状结构，这种结构被称为叠层石，是最典型的细菌化石。将这种叠层石磨成薄片，在其中可能发现保存精细的蓝细菌和藻类化石。

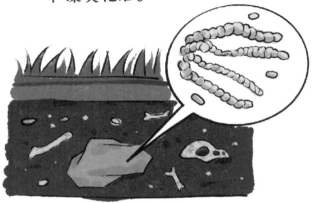

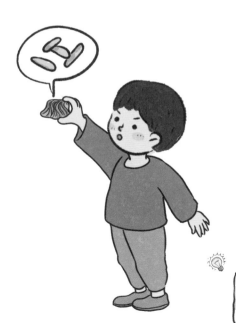

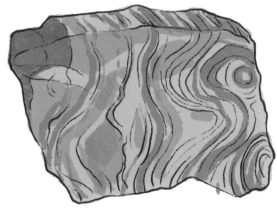

细菌形成的叠层石，代表了地球上最古老和最原始的微生物生态系统。

鹦鹉螺为什么被称为海洋中的"活化石"?

　　鹦鹉螺是一类古老的珍稀物种，它们的整个螺旋形外壳光滑如圆盘状，形似鹦鹉嘴，所以被称为"鹦鹉螺"。鹦鹉螺早在距今5亿多年前就出现了，演变到现在的模样并没有发生太大变化。它是研究生物进化、古生物与古气候的重要材料，因此被称为"活化石"。

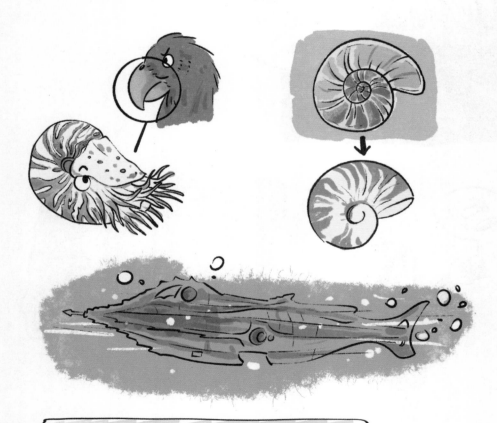

 世界上第一艘核潜艇名为"鹦鹉螺号"，是为了纪念凡尔纳小说《海底两万里》中的鹦鹉螺号潜艇。

菊石是什么生物的化石？

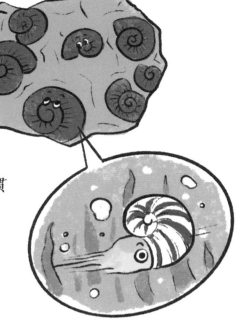

　　菊石可不是菊花的化石，而是中生代主要的海生软体动物。它是一种游泳速度不快、运动连贯性很差的动物。菊石化石形态可爱，独特的纹理像长在石头里面的菊花。

我国西藏的珠穆朗玛峰地区就有大量的菊石化石。

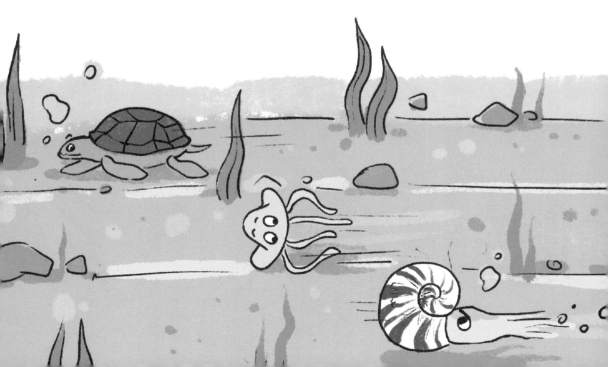

海百合化石是百合花的化石吗？

海百合化石并不是百合花的化石。海百合不是植物，而是一种生存在海洋中的棘皮动物，有多条腕足，身体呈花状，外形长得很像植物，因而得名"海百合"。在 2 亿 3 千万年前，海洋里到处是海百合的身影。

珊瑚长得像植物，但珊瑚不是植物，而是由数以百万计的珊瑚虫的石灰质骨骼聚集而成的。

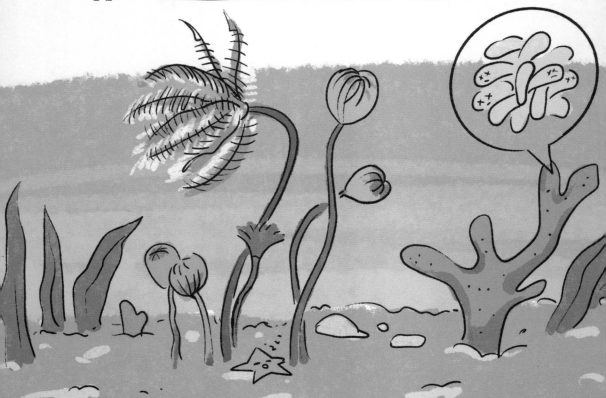

煤炭居然是远古时代的植物？

科学家普遍认为，煤炭是远古蕨类植物死亡后被埋入地下，经过一系列复杂的物理化学变化形成的，形成的过程时间很长，需要几千万年甚至上亿年。

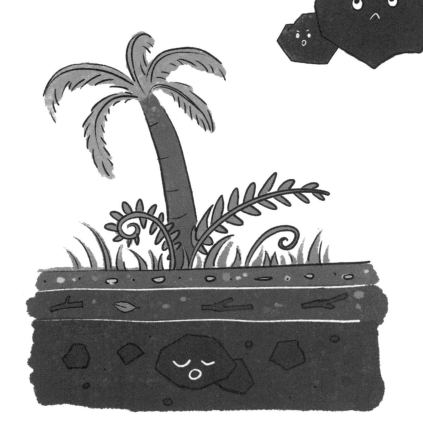

煤炭在短时间内无法重新形成和再生，所以是一种不可再生资源。

化石猎人

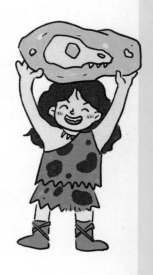

人类在几千年前就发现了化石。从那时起，人们对化石便充满了好奇和兴趣，有些人甚至一生都奉献给化石挖掘和研究。"化石猎人"就是特指那些专门挖掘和搜集古生物化石的爱好者和研究人员。

玛丽·安宁是英国 19 世纪最著名的女化石猎人。她曾有过三次重大的发现：1811 年发现了史上第一具完整的鱼龙化石；1821 年发现了史上第一具蛇颈龙亚目的化石；1828 年发现了史上第一具完整的翼龙化石。这些发现成为生物会灭绝的关键证据。

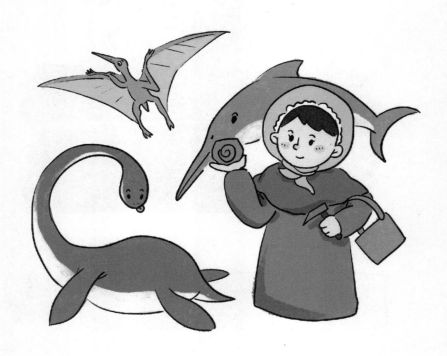

霸王龙为什么能称霸一方？

霸王龙应该是我们最熟悉的一种恐龙了。它们体型巨大，强壮有力。成年霸王龙体长12—15米，身高可达6米，体重6—8吨；后肢肌肉发达，奔跑起来快速有力；嘴巴长度超过1米，里面布满了10—20厘米的锋利牙齿，咬合力极强，是地球上有史以来最大的陆地捕食者之一。

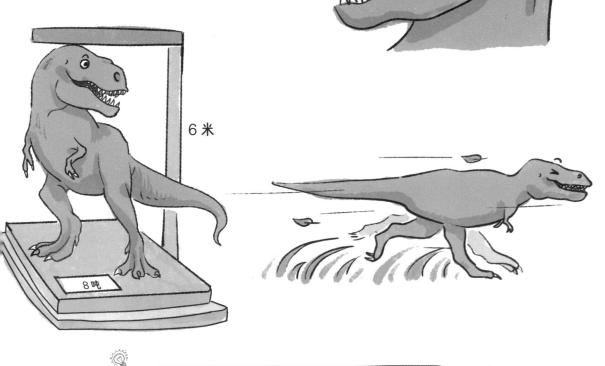

6米

8吨

经典科幻大片《侏罗纪公园》让已经灭绝的霸王龙"复活"在银幕上。

剑龙背上为什么会有"剑"？

剑龙背上有骨质的、剑一般的甲板，因此又被称为骨板龙。巨大的骨板对背部能起到保护作用，还可以吓唬敌人。另外，骨板还能够调节体温，气温低的时候，剑龙用骨板迅速吸收阳光热量，气温太高时则用骨板来散热。

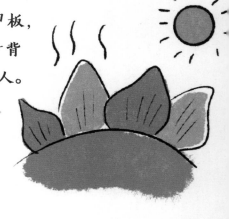

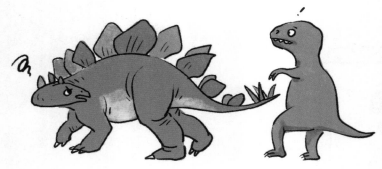

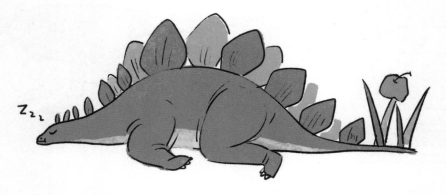

剑龙的尾巴上有几根尖利的长刺，遇到危险时可以用尾刺进行攻击。

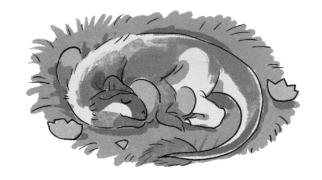

窃蛋龙真的喜欢偷别人的蛋吗?

1923 年,美国探险家在蒙古戈壁大漠发现了一个埋在沙丘下的巢穴,它的旁边有一具恐龙化石,恐龙的头紧挨着巢中的恐龙蛋,像极了在偷蛋的样子,于是这只恐龙便被命名为"窃蛋龙"。后来经古生物学家研究发现,窃蛋龙并没有盗窃别人的恐龙蛋,它们其实是一种"妈妈下蛋爸爸孵"的爱心恐龙。

国际动物命名法规定,已命名的物种必须以其最早的有效命名为准,因此窃蛋龙的名字虽然冤枉,但也不能更改啦。

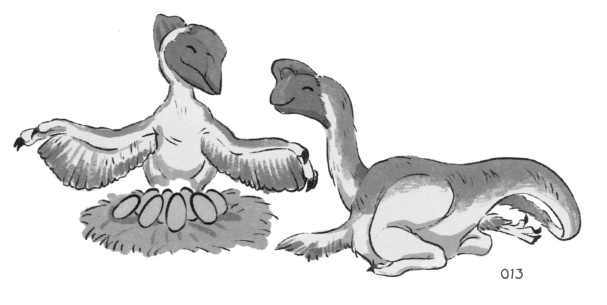

　　腕龙体形庞大，身长可达 26 米。腕龙是食草类恐龙，饭量大才能长得大，长得大才有生存优势，免遭食肉类恐龙的攻击。腕龙在进食时不需要进行咀嚼，而是直接将食物吞下，以便在一定时间内吃掉更多的食物。同时，腕龙的肠道容积也很大，即使吃很多也能够消化。

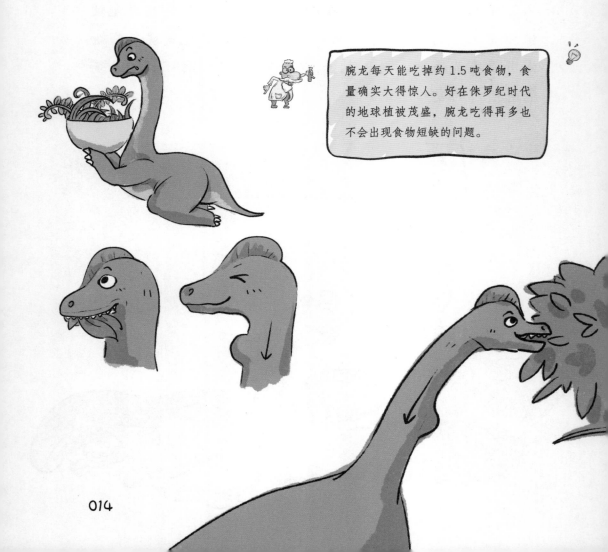

腕龙每天能吃掉约 1.5 吨食物，食量确实大得惊人。好在侏罗纪时代的地球植被茂盛，腕龙吃得再多也不会出现食物短缺的问题。

巴洛龙为什么有好几颗心脏？

据说巴洛龙有 8 颗心脏，这样才能将血液持续输送到 10 多米脖子之上的大脑里，不过这种说法并没有十分确凿的证据。有科学家认为，即使巴洛龙真的有 8 颗心脏，应该只有一颗是真正的心脏，起到真正的血液循环作用，其余只是在分担胸腔的压力。

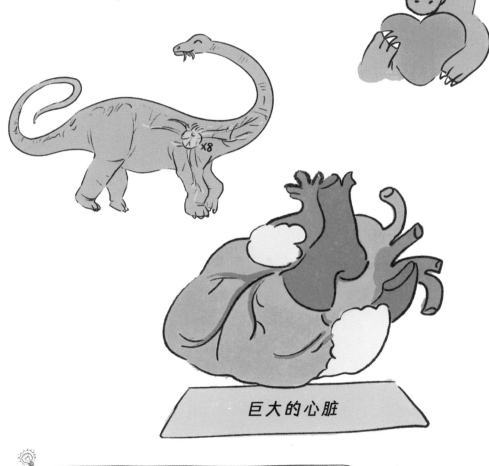

巨大的心脏

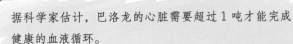
据科学家估计，巴洛龙的心脏需要超过 1 吨才能完成健康的血液循环。

恐龙沉重的尾巴有什么作用？

恐龙的大尾巴看起来非常沉重，但却十分重要。恐龙的尾巴具有平衡身体的作用，相当于恐龙的"第三条腿"，恐龙能够靠它来蹲坐。有的恐龙还可以将尾巴作为武器来打击对手。有的恐龙在水里活动时，摆动尾巴还能够帮助它们更灵活地游泳。

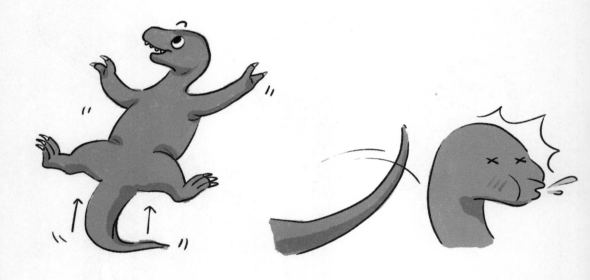

动物尾巴的作用多着呢！比如松鼠的尾巴有降落伞的功能，猴子的尾巴可以抓取食物，鹿的尾巴可以向同伴发出警报。

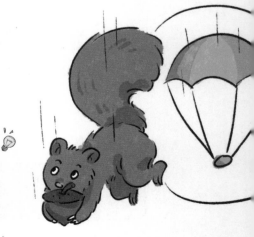

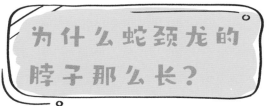

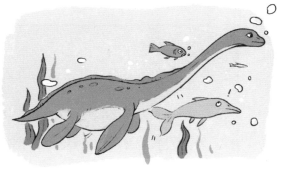

为什么蛇颈龙的脖子那么长？

　　蛇颈龙的脖子很长，甚至比它们身体和尾巴的总和还要长。蛇颈龙是一种水生爬行动物，基本生活在海洋里，以鱼类为食。长脖子是一种极巧妙的捕食机器，它们在追捕鱼类时能做到灵活自如。

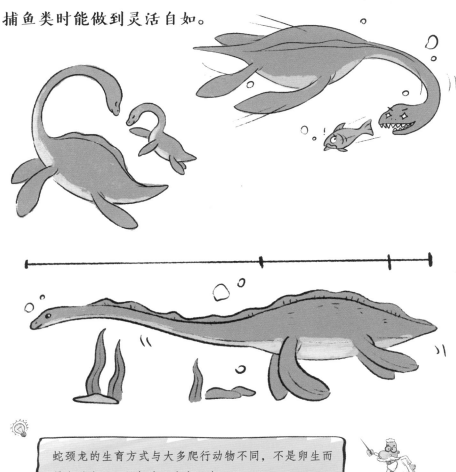

　　蛇颈龙的生育方式与大多爬行动物不同，不是卵生而是卵胎生，而且每次只生育一个。

肿头龙的头上为什么有个大包？

　　肿头龙的头颅非常坚硬，头上的"大包"厚度能达到25厘米。科学家认为，肿头龙会用自己头上的"大包"撞击竞争对手或捕食者侧身柔软的部位，其强大的撞击力足以对一些中小型的掠食者构成严重伤害，是名副其实的"铁头功"。

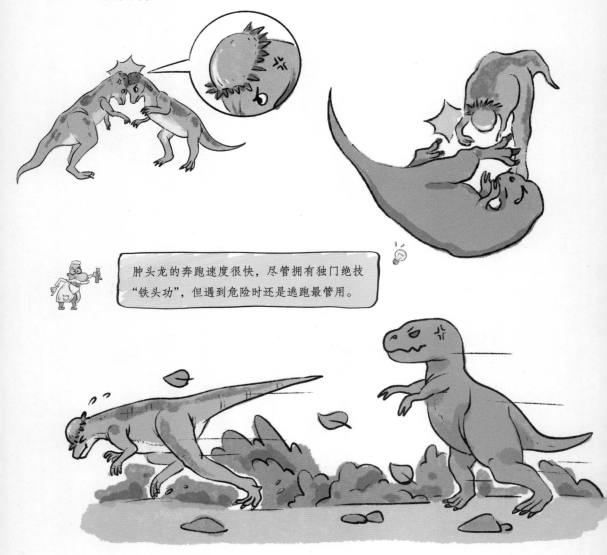

肿头龙的奔跑速度很快，尽管拥有独门绝技"铁头功"，但遇到危险时还是逃跑最管用。

禽龙为什么总竖大拇指？

禽龙是一种大型鸟脚类恐龙，它们的手臂长而粗壮，手部不易弯曲，中间三个手指可以承受重量。拇指是圆锥尖状，与中间三根主要的指骨垂直，看上去就像竖着大拇指。禽龙的前手拇指处还有一个尖爪。

禽龙的拇指尖爪被认为是类似短剑的近身武器，可以对付掠食者，或与竞争者打斗，也可以用来挖开果子等食物。

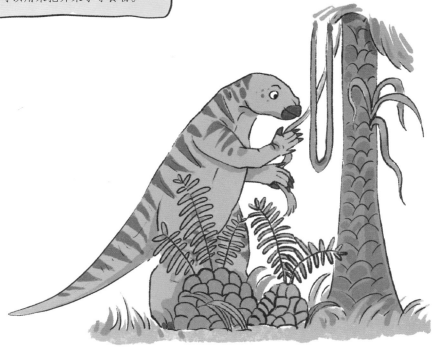

中华龙鸟是鸟吗？

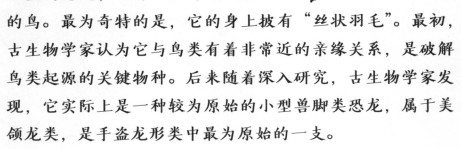

在辽宁省朝阳市龙城区的鸟化石国家地质公园内，存放着一块名为"中华龙鸟"的化石。这块化石上的动物既像小型的恐龙，又像一只准备飞翔的鸟。最为奇特的是，它的身上披有"丝状羽毛"。最初，古生物学家认为它与鸟类有着非常近的亲缘关系，是破解鸟类起源的关键物种。后来随着深入研究，古生物学家发现，它实际上是一种较为原始的小型兽脚类恐龙，属于美颌龙类，是手盗龙形类中最为原始的一支。

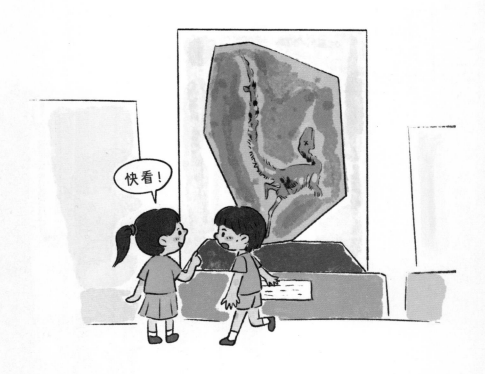

快看！

三叶虫和恐龙哪个更古老？

三叶虫比恐龙要古老得多。三叶虫出现在距今 5.4 亿年前的寒武纪，在 5 亿至 4.9 亿年前的寒武纪晚期发展到高峰，至 2.5 亿年前的二叠纪完全灭绝，在地球上生存了 3 亿多年。恐龙最早出现在 2.3 亿年前的三叠纪，灭亡于约 6500 万年前的白垩纪晚期。所以，三叶虫灭亡之后恐龙才出现在地球上。

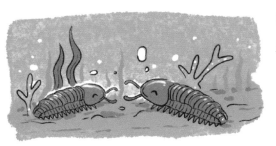

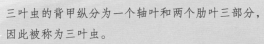

三叶虫的背甲纵分为一个轴叶和两个肋叶三部分，因此被称为三叶虫。

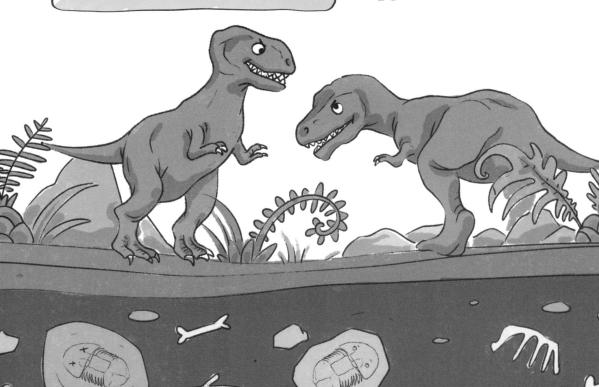

古虫动物是古老的虫子吗？

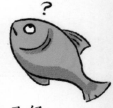

　　古虫动物并非古老的虫子，而是一类特殊的、已经灭绝的动物。古虫动物外形怪异，没有眼睛，长得似虫非虫，似鱼非鱼，体侧具有一排鳃孔，可是身体却又分节成环，像是鱼类和环节动物的结合体。

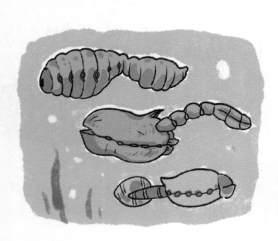

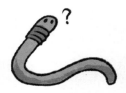

现在，科学家对古虫动物还在进一步探索和研究中。

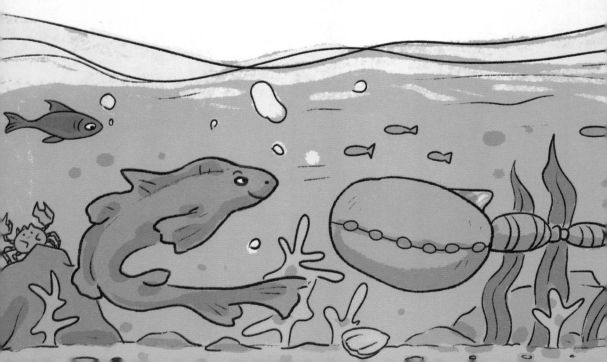

为什么有些植物被称为"活化石植物"?

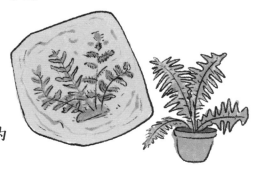

　　孑遗植物也被称作"活化石植物"。孑遗植物起源久远，但大部分因为地质、气候的变化而灭绝，而活下来的那些孑遗植物进化缓慢，形状和在化石中发现的基本相同，保留了它们远古祖先的原始特征，因此被称为"活化石植物"。

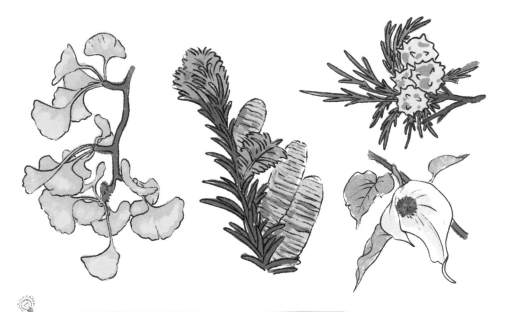

　　我国的"活化石"植物有很多，如银杏、水松、珙桐、冷杉等。

鸡为什么被认为是恐龙的后代？

恐龙在进化过程中，有一部分体型变得越来越小，演化出了原始鸟类。鸡属于鸟类，因此鸡是恐龙的后代。科学家曾对比鸡和恐龙的 DNA 序列，发现相似度大于 80%，从而更加证实了这一观点。

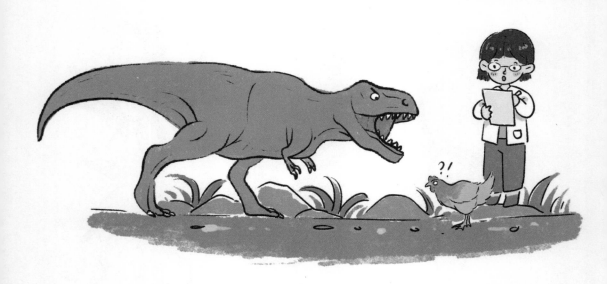

 一开始，人们认为始祖鸟是鸟类的祖先，现在始祖鸟被认为是一种小型兽脚类恐龙，可能是后期恐爪龙类的祖先。

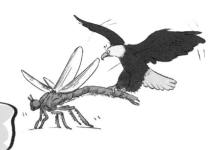

远古时代也有昆虫吗？

　　远古时代也有昆虫，出现的时间甚至比恐龙还要早。当时空气中的氧气浓度比现在高很多，气候温暖，植物繁盛，非常适合昆虫生长。3亿年前石炭纪就出现了巨型节肢动物，包括蝎子、蜘蛛、千足虫、蜻蜓等。

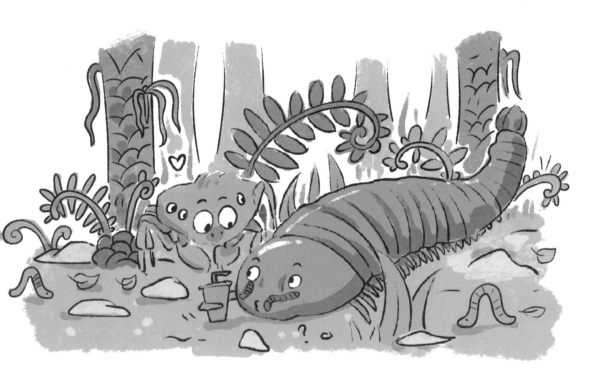

远古时代的昆虫可比现在的昆虫大多了，巨型蜻蜓长得像老鹰那么大，是地球上存在过的最大的昆虫。

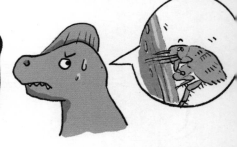

恐龙时代的跳蚤会不会也长得很大？

恐龙时代的跳蚤也长得很大。跳蚤是一种外寄生昆虫，吸食哺乳动物和鸟类的血液。如今，跳蚤的身长通常只有1—3毫米，但中国古生物学家发现了恐龙时代的跳蚤化石，它们的身长约1.5厘米，有的甚至超过2厘米，比现在的跳蚤大10倍左右。

2厘米

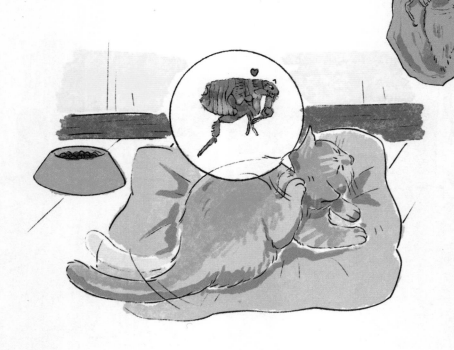

 巨型跳蚤长有长而尖锐的口器，即使恐龙的皮肤很坚韧，跳蚤也可以穿透。

最早的马出现在距今约 5000 万年前，前肢有四趾，称为始祖马。后来又出现了三趾马，被认为可能是现代马的祖先。三趾马的体型比现代马小，前后肢均为三趾，其中中趾较粗，能着地，左右两个脚趾非常小，不接触地面。到了现代，马的四肢只剩一个趾，称为"蹄"。

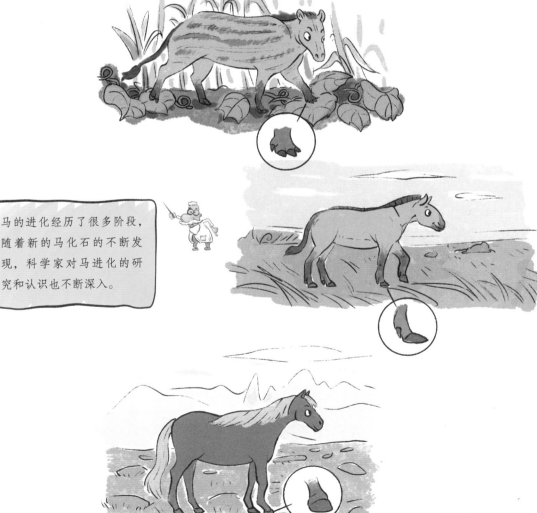

马的进化经历了很多阶段，随着新的马化石的不断发现，科学家对马进化的研究和认识也不断深入。

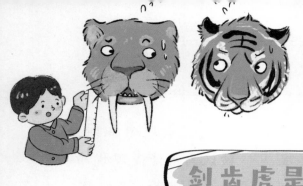

剑齿虎是老虎的祖先吗？

剑齿虎虽然叫"虎"，却不是老虎的祖先。剑齿虎生活在大约 300 万年到 1 万年前的美洲、非洲和亚洲地区，它们长着两颗很长的牙，长度超过 10 厘米。剑齿虎的尾巴相对短小，但前肢肌肉十分发达，是一种十分凶猛的动物。

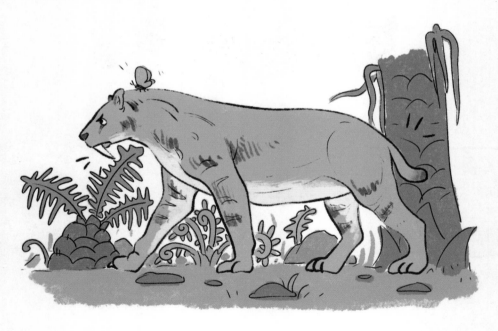

 真正意义上的老虎大约出现于距今 300 万年前，并不是由剑齿虎进化而来的。

猛犸象是大象的亲戚。现代大象和猛犸象有一定的亲缘关系，有着共同的祖先，但是它们从外形到生活习性都有很大不同。

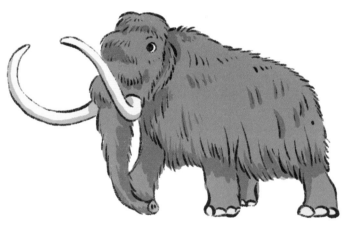

猛犸象

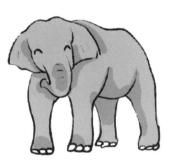

亚洲象

亚洲象与猛犸象的亲缘关系更近，非洲象与猛犸象的亲缘关系则相对较远。

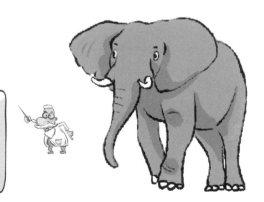

非洲象

029

为什么远古时代的生物大多体型巨大？

科学家通过研究发现，大型生物的出现与环境有着很大关系。远古时代的地球环境气候温暖，植被茂盛，生态环境稳定，食物来源充足，为大型生物的生存提供了基础。尤其是当时的空气含氧量很高，比现在空气中的氧气浓度高很多，大部分生物都在充足氧气的影响下往高大方向进化。

巨型生物的天敌很少，这也是它们在当时达到繁盛的原因之一。

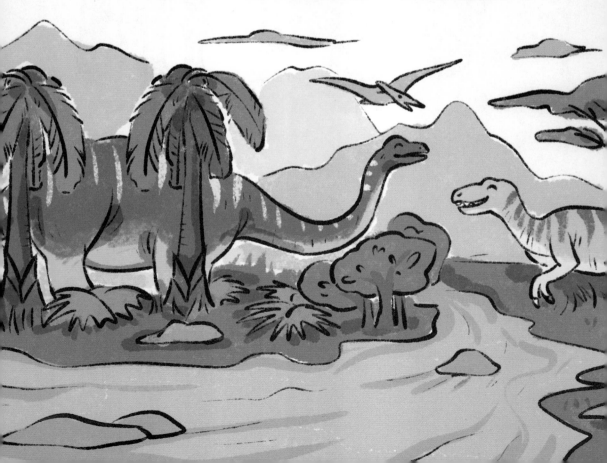

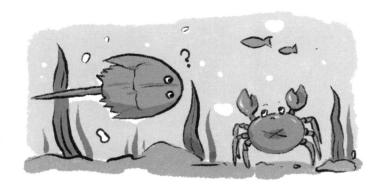

鲎是一种远古生物吗？

鲎（hòu）又被称为马蹄蟹，但它不是螃蟹，而是一种与三叶虫一样古老、并且存活至今的生物。鲎的祖先出现时还没有恐龙，原始鱼类刚刚问世。随着时间的推移，与它同时代的动物有的逐渐进化，有的完全灭绝，唯独鲎仍保留着 4 亿年前原始而古老的相貌。

鲎的血液是蓝色的，药用价值非常高。

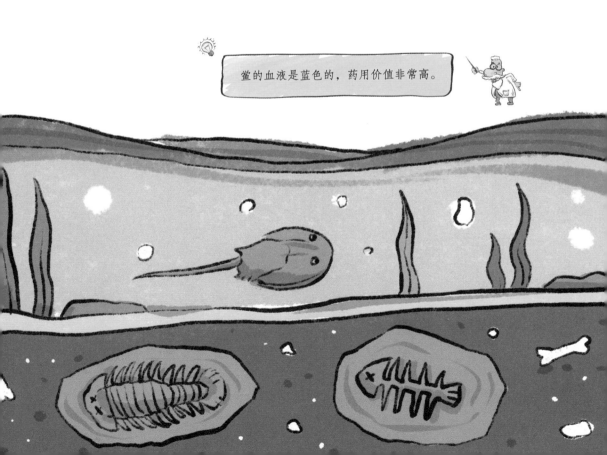

"长寿"的古生物

　　古生物并没有完全灭绝，有些至今依然存在。它们有的甚至已经在地球上存在了几亿年，比如鲟鱼、三眼恐龙虾、马蹄蟹（鲎）等。

　　这些存活至今的古生物大都是海洋生物。科学家们认为，生命最早起源于海洋，所以海洋生物具有更强的抵御环境变化的能力。当地球环境发生巨大变化时，它们特殊的生存本领使生命力变得更加顽强，会比陆地生物更好地生存下来。

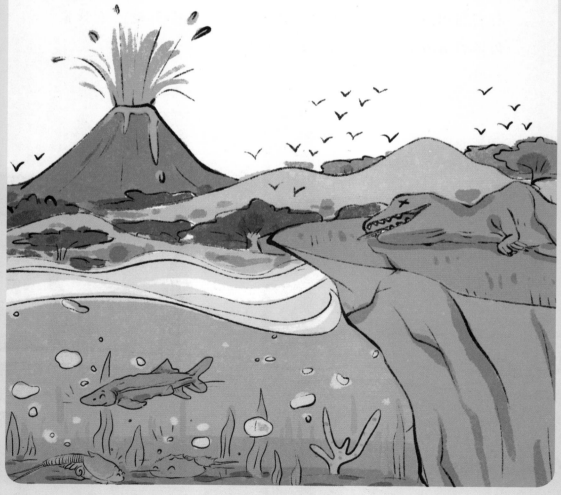

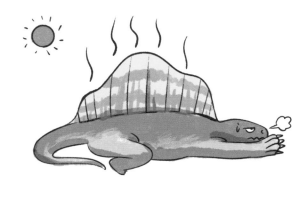

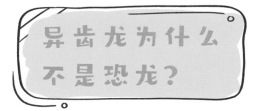

异齿龙为什么不是恐龙？

异齿龙长得像一只大蜥蜴，背上有大大的"帆"，它们活跃于二叠纪时期，比恐龙的时代更早一些。异齿龙不仅不是恐龙，和其他爬行动物的亲戚关系也相当远，它们属于原始合弓类生物，是朝向哺乳动物演化的分支。

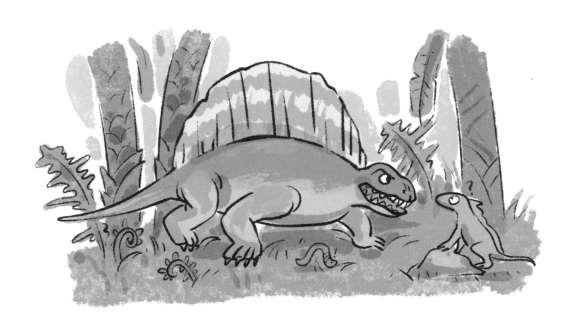

异齿龙背上的"大帆"能够帮助它们调节体温。

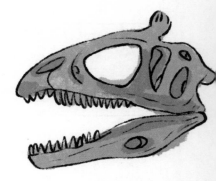

目前，科学家们已经在南极大陆发现了多种远古生物化石，包括南极甲龙、冰脊龙、冰河龙等，说明南极洲也曾存在过恐龙。不过，南极的恐龙种类较少，它们消失的时间也比恐龙最后灭绝的时间早了 4000 万年左右。

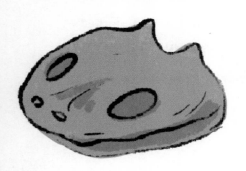

南极洲有丰富的煤炭资源，这说明很久以前南极洲的自然环境是适合生物生存的。

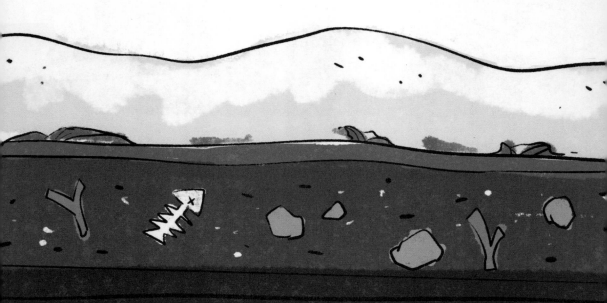

目前已知的体型非常大的恐龙到底有多大？

　　根据最新研究发现，超龙有可能是迄今为止我们发现的体型最大的恐龙，它的一块肩胛骨就有 2.4 米，比一名成年男子还要高大许多。超龙的体长最长可达 42 米，而现在世界上最大的动物蓝鲸最长也不过 33 米，可见超龙体型之庞大。不过由于超龙的脖子和尾巴较长，所以它的体重并不是最重的。

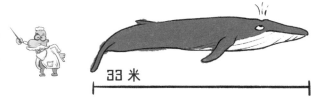

42 米

33 米

"最大恐龙"的概念至今仍有争议，像易碎双腔龙、地震龙、阿根廷龙等恐龙体型也非常庞大，与超龙不相上下。

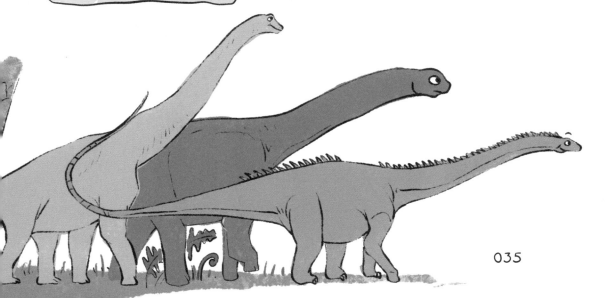

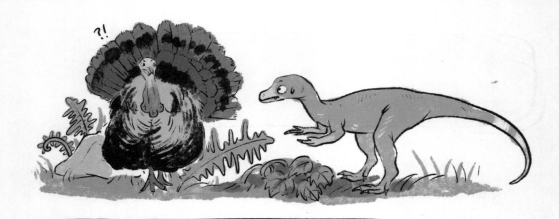

目前已知的体型非常小的恐龙到底有多小？

　　并非所有的恐龙都是庞然大物，也有长得非常小的恐龙。美颌龙可以算是体型非常小的恐龙了，身长仅约1米，体重在0.83-3.5千克，跟火鸡差不多大小。除此之外，亚洲近颌龙、小盗龙、小驰龙等恐龙的体型也很小。

现在世界上最小的鸟类是蜂鸟，身长仅约5厘米，体重仅约2克。

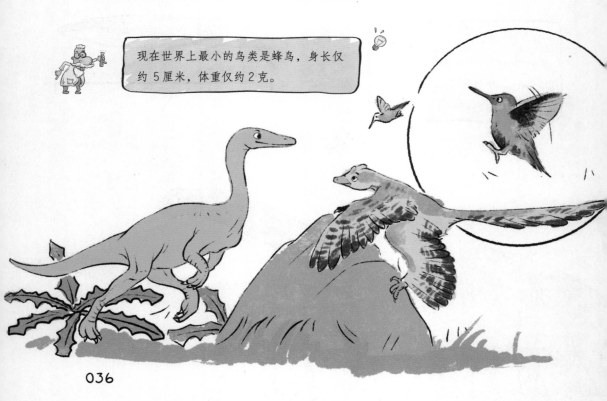

翼龙是会飞的恐龙吗？

翼龙是一种与恐龙亲缘关系较近的爬行动物。恐龙指的是特定陆地爬行动物，能采取直立步态，而翼龙是会飞行的爬行动物。由于翼龙和恐龙生活在同一时代，因此常常被误解为"会飞的恐龙"，但实际上翼龙并不是恐龙。

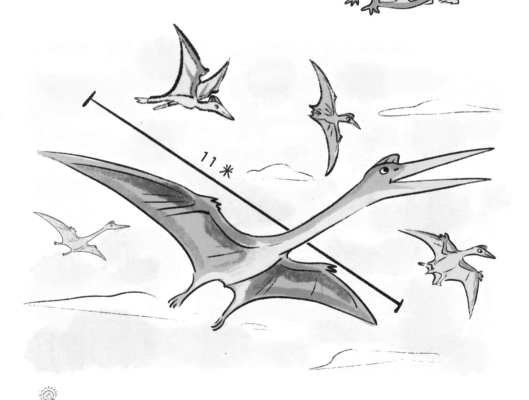

翼龙是人类已知最大的飞行动物，其中风神翼龙的双翼展开能达到 11 米左右。

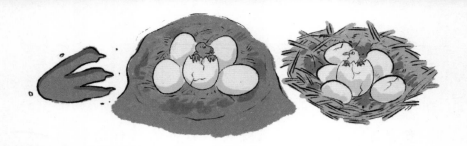

为什么恐龙那么大，恐龙蛋却很小？

　　从目前发现的恐龙蛋化石来看，小的恐龙蛋和鸭蛋差不多大，大的则直径超过 50 厘米，跟恐龙的体型很不成比例。科学家认为，恐龙蛋如果很大，那么蛋壳也会相应增厚，不然无法承受里面液体的重量。而蛋壳增厚会使小恐龙没有足够的力量破壳而出；而且蛋壳太厚也无法让足够的氧气通过蛋壳上的气孔进入蛋内，供小恐龙呼吸。

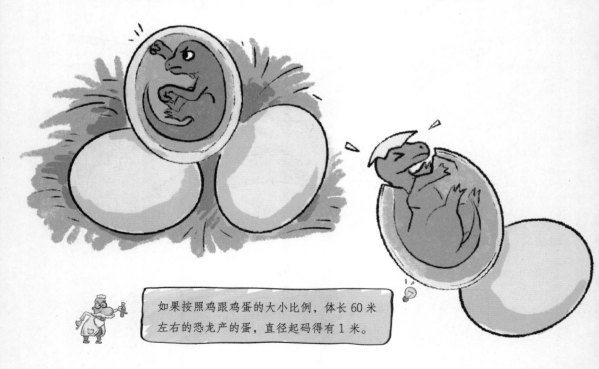

如果按照鸡跟鸡蛋的大小比例，体长 60 米左右的恐龙产的蛋，直径起码得有 1 米。

不同类型的恐龙是怎么命名的？

恐龙的名称一般是由古生物学家来命名的。通常以恐龙的外观或特征命名，有时也根据发现恐龙的科学家、发现地点来命名，还会根据神话里的动物来命名。每当古生物学家发现与之前不同的、新的恐龙化石，就会给它取一个新名字。目前，人们已发现并命名了1000多种恐龙。

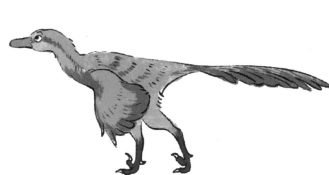

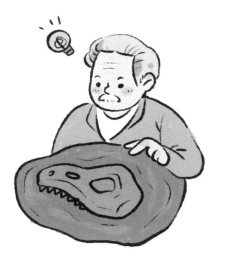

大多数恐龙的常用中文名，都是根据它们的拉丁学名转译过来的。

目前哪个国家发现的恐龙种类最多？

目前中国发现的恐龙种类最多。1990年，美国发现的恐龙有64种，中国只有36种；但到2010年，中国的恐龙种类已跃居世界首位，达132种。截至2022年4月，我国通过研究已经发现并命名了338种恐龙化石，位列世界第一。

"中国恐龙五宝"分别是单脊龙、小盗龙、青岛龙、马门溪龙和禄丰龙。

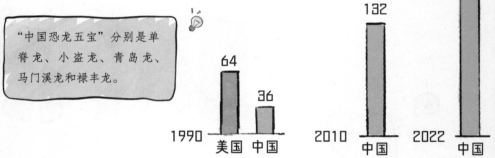

64
36
1990 美国 中国

132
2010 中国

338
2022 中国

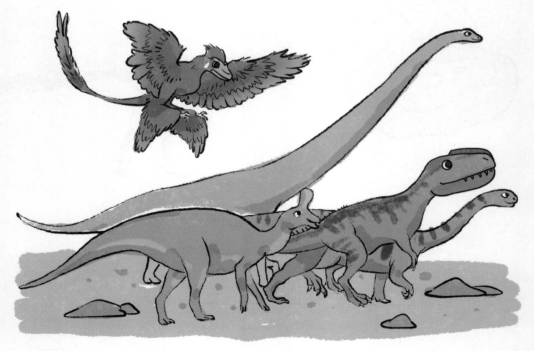

最"笨"的恐龙是谁呢？

科学家一般认为剑龙是最"笨"的恐龙。剑龙身体庞大而笨重，跟大象差不多，脑袋却特别小，大脑差不多只有核桃那么大，与巨大的身躯十分不成比例。科学家经过研究还发现，在恐龙的各个类别中，最"笨"的是蜥脚亚目，最"聪明"的是腔骨龙属。

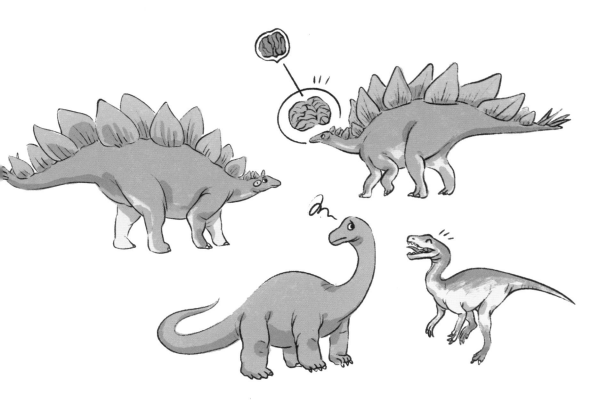

有人认为，剑龙的臀部有一个扩大神经球，大约比脑子大 20 倍，能指挥后肢和尾巴的行动，相当于剑龙的"第二大脑"。

慢龙走路会很慢吗？

慢龙并不是走路很慢的恐龙，而是一种非常奇特的、两足行走的恐龙。慢龙的身体沉重，尾巴又粗又长，脚掌又宽又短，大腿比小腿长，不能快速奔跑和捕食活的动物，只能轻快地行走，好像在懒洋洋地缓慢踱步，因此而得名。

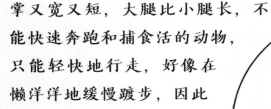

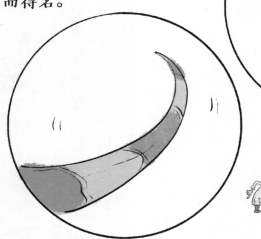

长

短

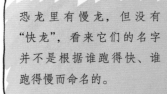

恐龙里有慢龙，但没有"快龙"，看来它们的名字并不是根据谁跑得快、谁跑得慢而命名的。

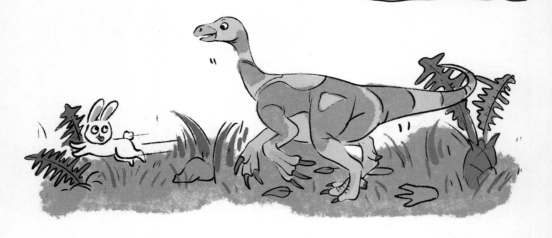

霸王龙的手臂为什么这么短？

霸王龙的前肢很短，一些科学家认为这是进化过程中退化掉的，前肢用处不大，这样可以节省更多的能量，而且还能够避免霸王龙在成群结队地捕猎时，一同撕咬猎物而误伤了自己和同伴的手臂。另外，霸王龙的尾巴很大，如果前肢也很大的话，会让它们失去平衡。

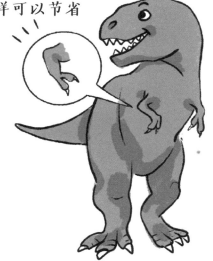

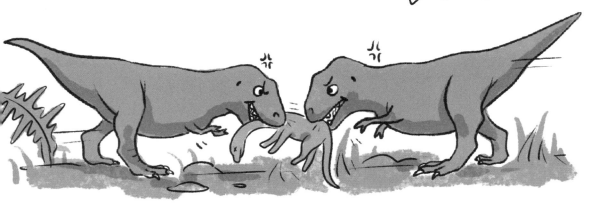

许多食肉恐龙都会有"小短手"，但在食草恐龙中却不常见。

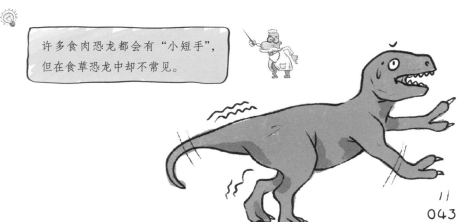

霸王龙的牙齿有多大？

　　霸王龙是凶猛的食肉恐龙，有一口锋利的牙齿，咬合力惊人。它们的牙齿巨大，最大的有20厘米，像人脸那么长；齿尖微微向后弯，边上呈锯齿状，像一把把锋利的匕首。被它咬住的动物恐怕是很难逃脱的。

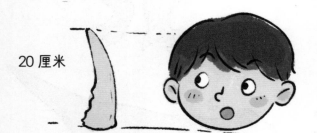

20厘米

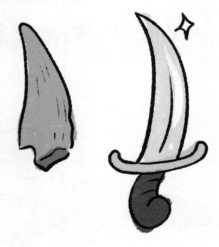

 霸王龙一共有60颗锋利的牙齿呢！

恐龙并不是四肢发达、头脑简单的动物。许多恐龙都很聪明，具有复杂的繁殖育子行为以及社会行为，这可不是一般低智商的动物能够做到的。不过多数恐龙的智力水平只是与爬行动物的智力水平不相上下，跟人类相比还差得远呢！

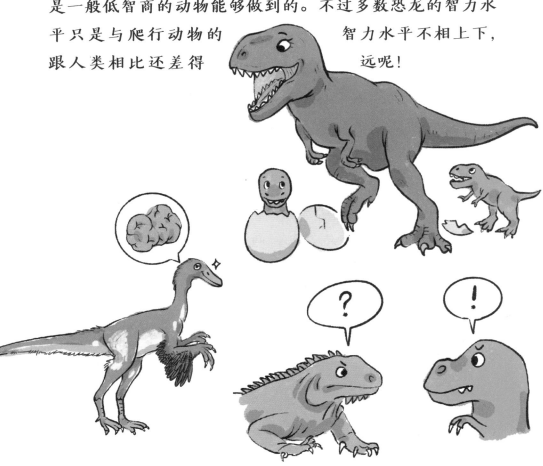

就身体和大脑的比例来看，伤齿龙的大脑是恐龙中最大的，而且它的感觉器官非常发达，被认为是最聪明的恐龙。

奇怪的埃氏哈兹卡盗龙

埃氏哈兹卡盗龙是近年来发现的一种全新恐龙物种，这种恐龙大概有 70 厘米左右，脑袋非常像鸭子，有着扁平且修长的嘴巴；脖子类似天鹅一样修长纤细，不仅占到身体长度的一半，还习惯性地呈现弯曲状态；它的后脚虽然像鸟脚，但是前肢则长有非常独特的鳍状指爪，甚至还带有羽毛，因此科学家推测它像鸭子一样，既能在水中游动，也能在陆地上使用两足行走。

因为埃氏哈兹卡盗龙长得实在太奇怪了，一些古生物学家甚至认为它们不是恐龙，而是一种全新的物种。

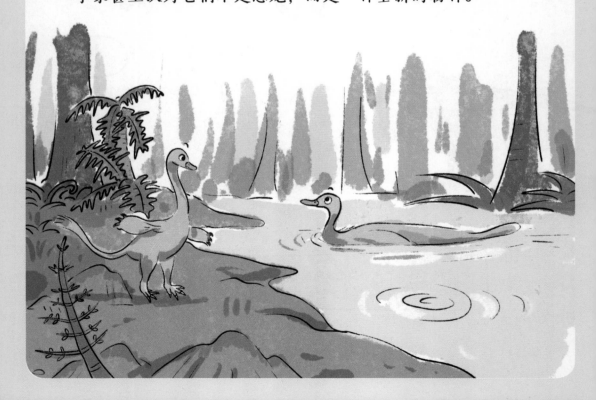

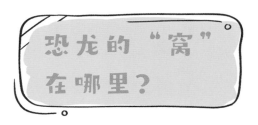

恐龙的"窝"在哪里？

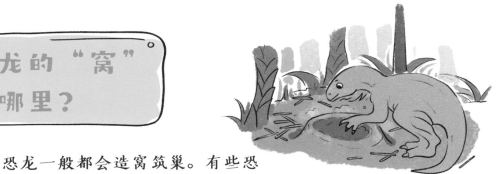

恐龙一般都会造窝筑巢。有些恐龙把巢筑在潮湿温暖的平原土地上，它们用爪子在地上拍出一个圆形的坑，并在里面产卵；有些恐龙喜欢把窝造在有水源的森林边上，吃叶子、树枝、松针及柔软的水生植物；有些食肉恐龙则喜欢追随着食草恐龙的行踪迁徙，它们的窝很难固定在某个地方。

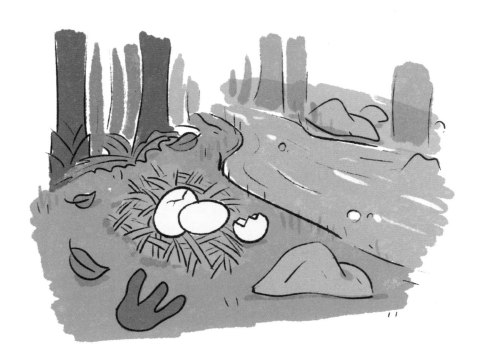

我国广西扶绥县有很丰富的恐龙化石资源，曾挖掘出"一窝三龙"恐龙化石群。

翼龙主要吃什么?

绝大多数翼龙都"傍水而居",有的分布在沿海地区,有的栖息于内陆河流和湖泊附近,它们主要吃昆虫、小型陆地动物及鱼、虾等小型水生动物。翼龙大多是食肉动物,也有小部分翼龙是腐生动物和食草动物。

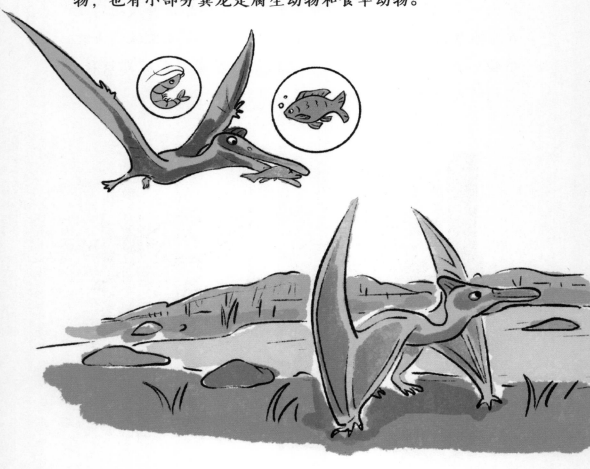

一般以鱼类为食物的动物,食道与胃都比较发达,消化能力很强;而活鱼的刺相对较软,因此翼龙吃鱼的时候不会被鱼刺伤害到。

恐龙有耳朵吗？

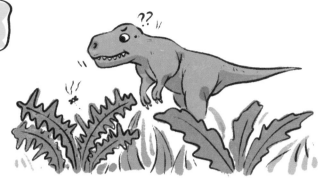

　　恐龙能听见声音，说明它们是有听觉系统的。但是恐龙没有外耳廓，只有两个小小的耳洞，长在头部的两边。因为恐龙体型巨大而耳洞很小，所以它们的耳洞不易被发现。

　　蜥蜴的耳朵也是这样的，它们的耳朵就是眼睛后面那一小块凹下去的洞。

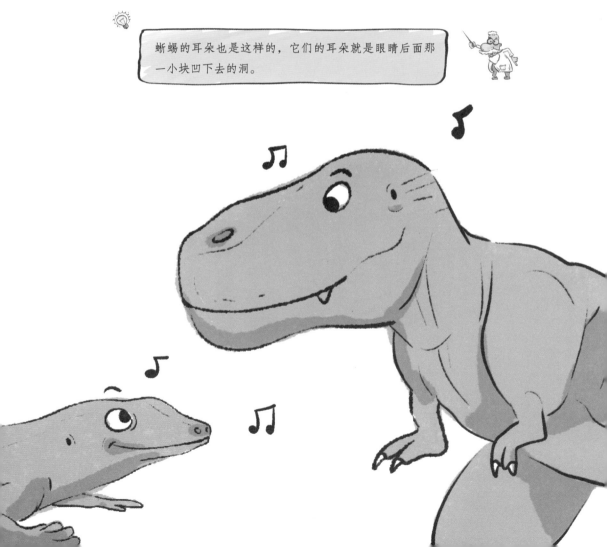

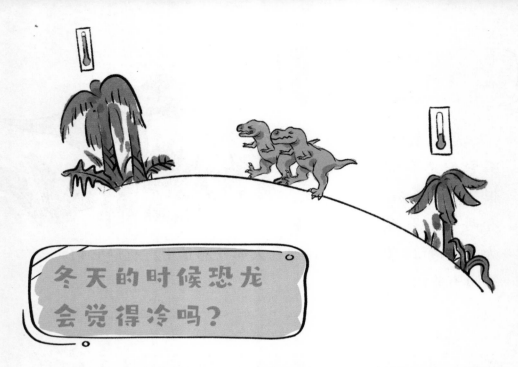

冬天的时候恐龙会觉得冷吗？

　　恐龙是爬行动物，自然是怕冷的，但它们生活在地球气候很温暖的时期，不会感到特别冷。即使某一年气温相对较低，它们也会前往温暖的地方躲避寒冷。

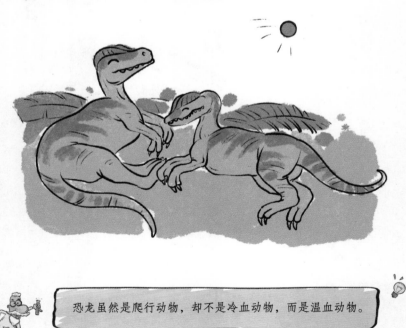

恐龙虽然是爬行动物，却不是冷血动物，而是温血动物。

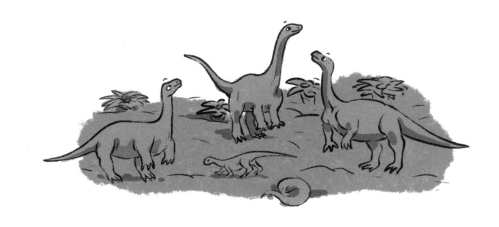

恐龙喜欢群居还是独来独往？

　　有些恐龙是群居的，群居有利于集中力量觅食、迁徙、保护幼崽、对抗外敌，能够更好地适应环境、更好地生存。但也有一些恐龙喜欢独来独往，或以小家庭为单位生活。

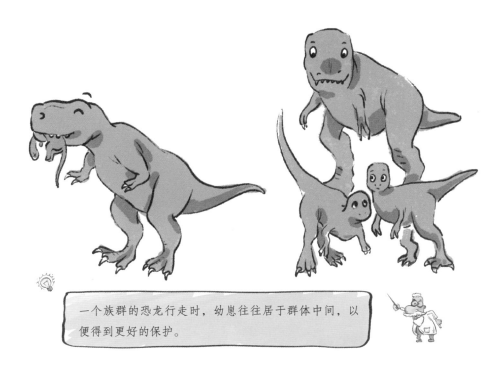

一个族群的恐龙行走时，幼崽往往居于群体中间，以便得到更好的保护。

恐龙有天敌吗？

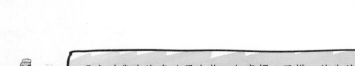

对于恐龙这一类生物来说，并没有能够称为"天敌"的生物来与之抗衡，但恐龙与恐龙之间的斗争却从未中断过。食草类恐龙往往要躲避食肉类恐龙的追杀，而食肉类恐龙之间又往往"一山不容二虎"，为争夺地盘和食物而打斗。

恐龙时代有许多凶猛生物，如帝鳄、巨蟒、旋齿鲨、沧龙等，但它们的生活区域与恐龙的重合性不高，因此对恐龙并不具有毁灭性的威胁。

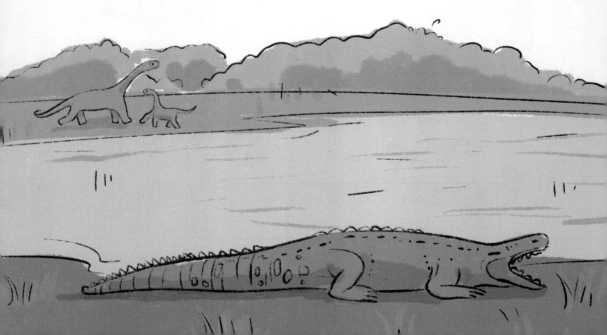

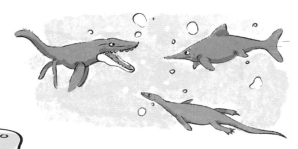

大海里有恐龙吗？

　　大海里没有恐龙，但是大海里有海生爬行动物，如鱼龙、幻龙、楯齿龙、蛇颈龙、沧龙等，它们虽然也叫"龙"，却并不算是恐龙。

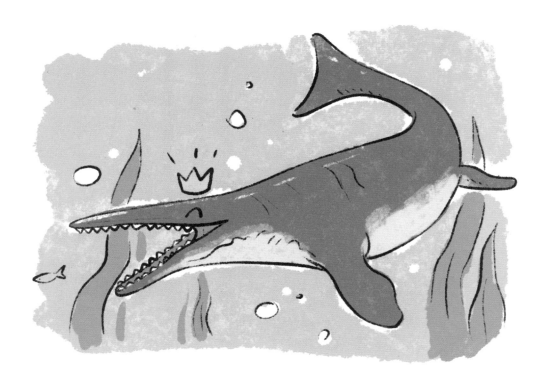

沧龙可以说是白垩纪时期当之无愧的海洋霸主了，它性情凶恶，体型庞大，海洋里没有任何动物敢招惹它。

和恐龙生活在同一时代的动物还有哪些？

恐龙生活的那个时代，风景和现在大不相同。森林里有好多昆虫，水里是鱼类和贝壳类动物，还有水生爬行动物，如蛇颈龙等；也有两栖类动物，如蛙类、螈类等出没在水边。陆地上除了恐龙，鳄类、龟鳖类爬行动物经常出现，天空中还飞着翼龙呢。

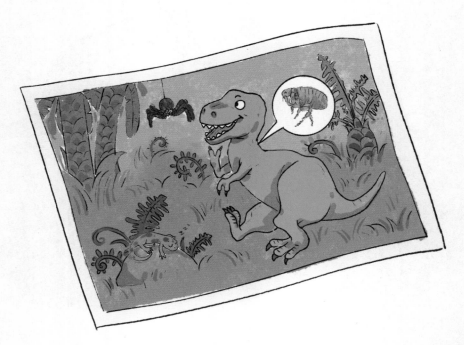

 恐龙灭绝了，但仍有一些动物存活下来并逐渐进化，演变成新的物种。

古生物博物馆

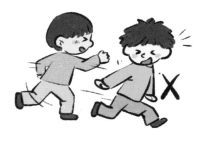

古生物博物馆中展览着各个地质时期的古生物化石，一般按照生物的演化顺序排列，全面展现史前生物和古人类的自然遗存及其生命演化的宏伟历程。在这里，你能看到恐龙骨架、恐龙蛋化石、"北京猿人"头盖骨仿真模型等各种有趣的藏品。

在古生物博物馆，我们可以跟随讲解员的脚步，听他们讲解各类化石的产生和由来，也可以跟讲解员互动，提出问题并听他的解答。注意，展柜里的展品都很珍贵，观赏时一定要小心翼翼，不要嬉戏打闹。在古生物博物馆里，每跨一步都仿佛跨越了一千万年的时光，是不是很神奇呢？

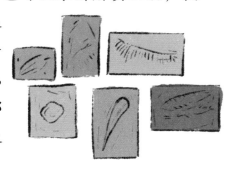

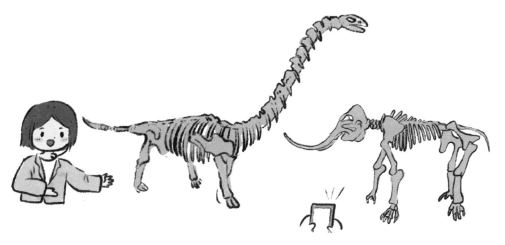

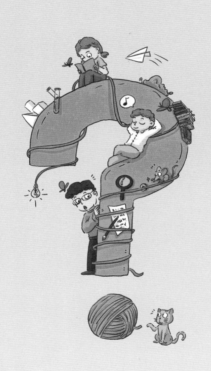

儿童趣味
成长大百科

·动植物的秘密·

凌 云 ◎ 主编　沙棠文创社 ◎ 绘

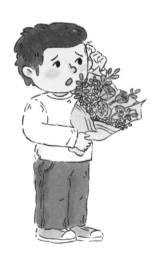

黑龙江科学技术出版社
HEILONGJIANG SCIENCE AND TECHNOLOGY PRESS

图书在版编目（CIP）数据

儿童趣味成长大百科. 动植物的秘密 / 凌云主编；
沙棠文创社绘 . —— 哈尔滨：黑龙江科学技术出版社，
2023.6
ISBN 978-7-5719-1924-5

Ⅰ . ①儿… Ⅱ . ①凌… ②沙… Ⅲ . ①科学知识 – 儿
童读物 ②动物 – 儿童读物 ③植物 – 儿童读物 Ⅳ .
① Z228.1 ② Q95–49 ③ Q94–49

中国国家版本馆 CIP 数据核字 (2023) 第 098943 号

儿童趣味成长大百科 . 动植物的秘密
ERTONG QUWEI CHENGZHANG DA BAIKE. DONG–ZHIWU DE MIMI

凌 云　主编　　沙棠文创社　绘

策划编辑	沈福威　顾天歌	
责任编辑	回　博	
排版设计	常　亭	
封面设计	天下书装	
出　　版	黑龙江科学技术出版社	
	地址：哈尔滨市南岗区公安街 70–2 号　邮编：150007	
	电话：（0451）53642106　网址：www.lkcbs.cn	
发　　行	全国新华书店	
印　　刷	北京盛通印刷股份有限公司	
开　　本	710 mm × 1000 mm　1/16	
印　　张	4	
字　　数	40 千字	
版　　次	2023 年 6 月第 1 版	
印　　次	2023 年 6 月第 1 次印刷	
书　　号	ISBN 978-7-5719-1924-5	
定　　价	120.00 元（全 6 册）	

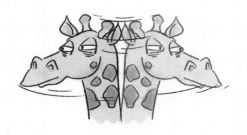

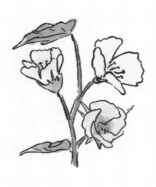

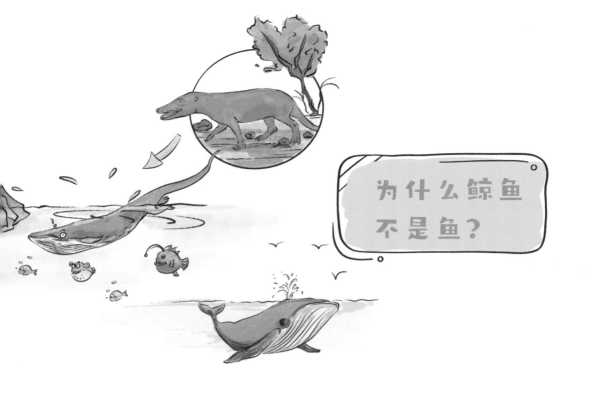

为什么鲸鱼
不是鱼？

鲸鱼的祖先其实生活在陆地上，后来因为生活环境发生了很大变化，只好迁移到靠近陆地的浅海里，身体也逐渐进化成鱼类的模样，以便更适应在水中生存。作为哺乳动物，它有跟鱼类不一样的几个特征：用肺呼吸，胎生而不是卵生，以及幼崽需要通过哺乳才能长大。

除了鲸鱼，海豚、海豹、海象也都是哺乳动物。

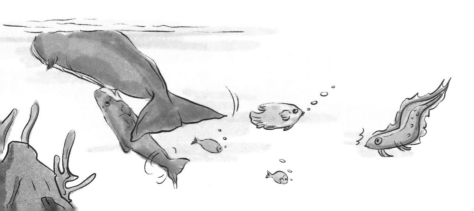

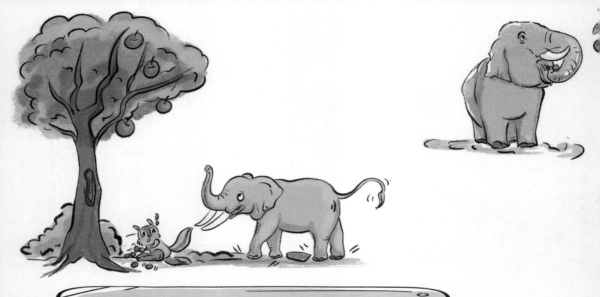

大象的鼻子为什么那么长？

　　大象的鼻子是为了适应生存环境的变化而不断进化成这样的。它们的个头儿高大，嘴巴距离地面太远，于是鼻子便承担了采摘功能，摘取喜欢的果实和枝叶，并精准地送入口中；大象的鼻子还能辅助喝水，先用鼻子把水吸进来，然后将水送入口中，这样大象就不会忍饥受渴了。

大象鼻子嗅觉灵敏，可以闻到很远处的食物味道。它的鼻子还能用来抵御敌人，也是同类间交流沟通的工具。

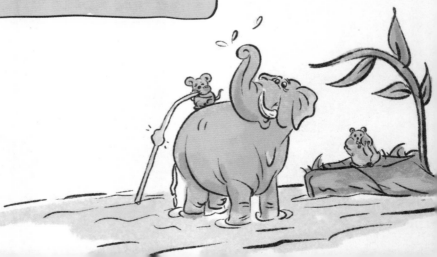

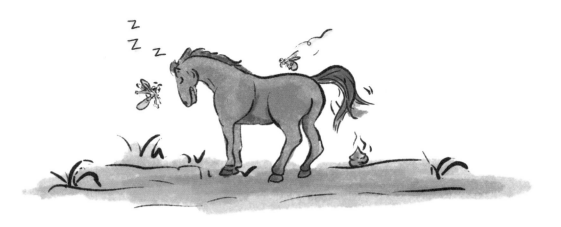

为什么马要站着睡觉？

　　这要从马的祖先说起。在原始森林里的野马，体型比较大，体重也不轻，又大又重的它们不敢躺下来睡觉，因为万一遇到突袭，它们无法迅速起身逃跑，所以野马只好站着，保持警戒状态。马站着睡觉的习性就这样一代一代地保留了下来。

站着睡觉不会影响马的睡眠质量，因为马前腿有六个关节，就像一把锁，能将腿紧紧锁住，即使睡着也不会摔倒。

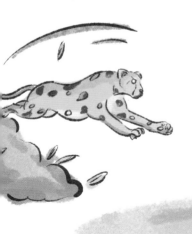

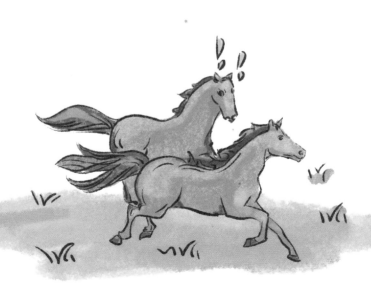

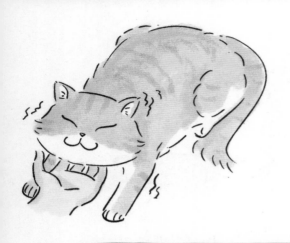

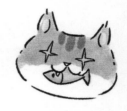

为什么猫咪会"打呼噜"？

　　猫咪的喉部肌肉快速运动时，胸腔底部的肌肉会被带着运动。猫咪呼吸时，空气正好接触到这些快速运动的肌肉，于是产生"呼噜"的声音。呼噜声也是它们表达情绪的一种方式，比如高兴、紧张，甚至饥饿时也要"呼噜"一下。

有个有趣的现象，当猫咪听见流水的声音时，就会停止"呼噜"。

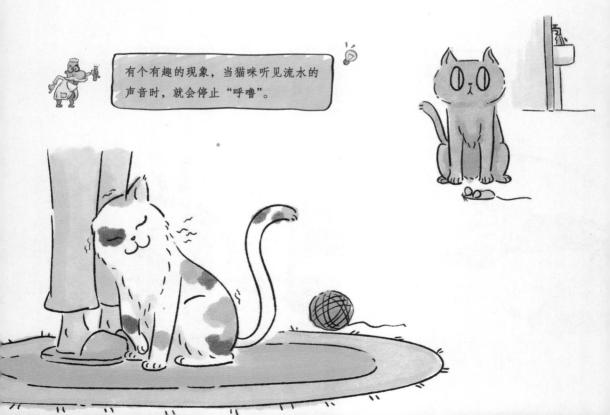

树懒为什么动作那么慢？

　　树懒是世界上动作最慢的动物了，如果它真的要移动2千米的距离，大概需要一个月的时间。树懒可不仅是动作慢，它吃东西慢，消化速度慢，新陈代谢也特别慢，全身肌肉只有同样体型动物的四分之一。它们为了节约能量，不被敌人发现，在长期进化过程中选择了低调缓慢地生活。

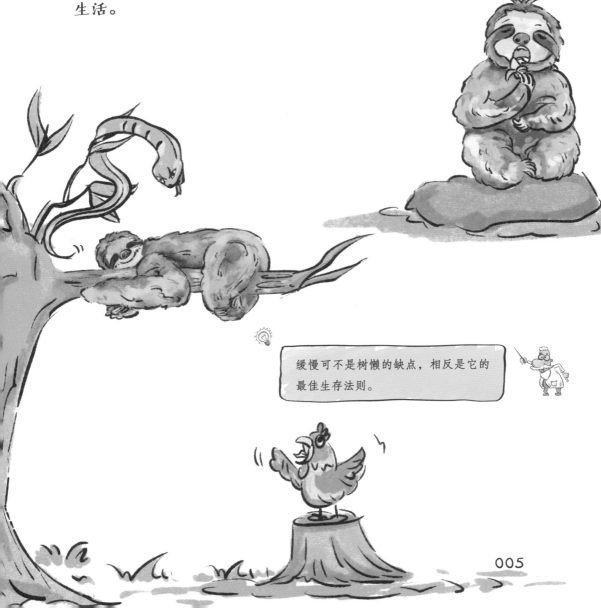

缓慢可不是树懒的缺点，相反是它的最佳生存法则。

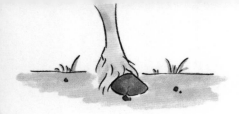

为什么要给马穿"高跟鞋"?

　　你观察过马蹄子吗？蹄子接触地面的部分像我们的指甲一样，是没有神经和血管的角质层，会一直生长。当马在路上奔跑，马蹄会迅速磨损，时间久了还会开裂和流血，给马穿上特殊的鞋就能很好地保护马蹄。这种鞋是由坚硬的金属打造的，呈不同的 U 形，把它斜钉在蹄臂上，马不会感觉疼，反而会很舒服。

　　两千年前的罗马人还曾经给马做了"马凉鞋"，也是用来保护马蹄的。

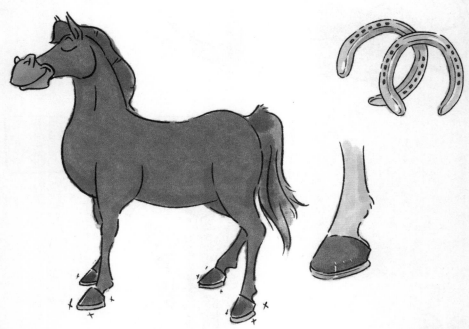

为什么狗鼻子总是湿湿的？

　　湿润的鼻头能接触更多空气中存在的气味分子，使狗狗能更好地分析和辨别各种气味。你有没有发现，狗狗经常用舌头来舔鼻子，这样就能让鼻头保持湿润的状态，让嗅觉灵敏啦。

如果你发现小狗的鼻子干了，那它很有可能是因为生病没有力气舔鼻子了。

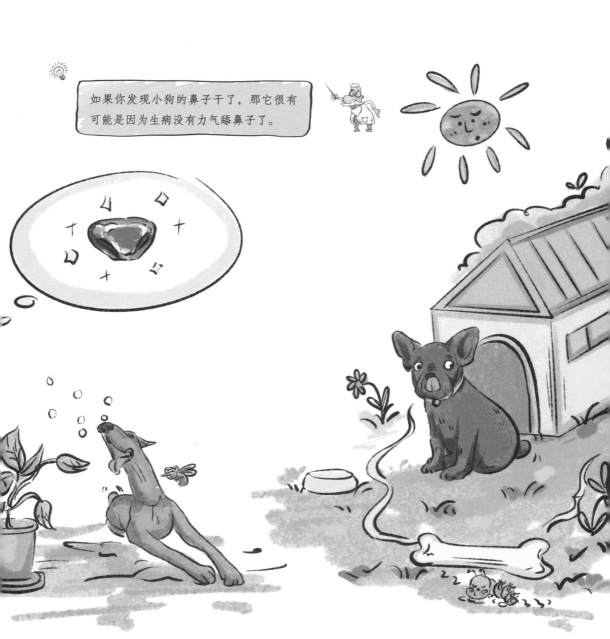

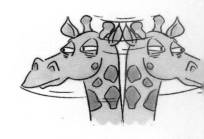

长颈鹿的脖子为什么这么长？

　　长颈鹿的脖子可以让它们轻松够到树上的树叶，这样它们就不用跟其他不具备这个优势的动物来抢夺食物了。而且长脖子还能让长颈鹿看得很远，以便更早地发现周围存在的危险。

长颈鹿打架的时候也会用脖子来攻击对方，它们的脖子是非常强壮的武器。

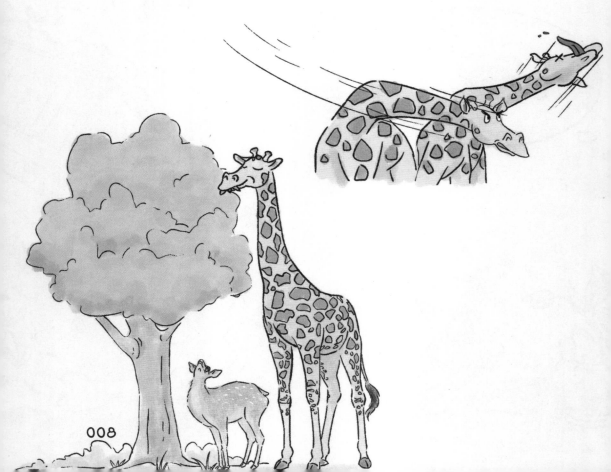

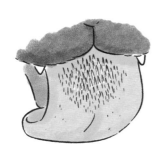

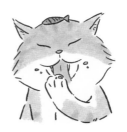

猫咪为什么爱舔毛？

　　猫咪很喜欢梳理自己的毛，它一天当中大约有一半的时间都在梳毛。它们的舌头就像砂纸一样粗糙，上面覆盖着很多细小的、倒钩状的倒刺，倒刺如同梳子，能帮助猫咪把身上的污垢、浮毛，甚至小昆虫都清洁掉。

猫咪还喜欢在吃完饭后舔毛，这样可以去除食物留下来的气味，在偷袭猎物时就不易被发现。

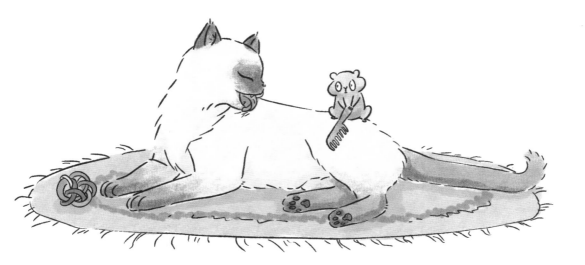

企鹅身上看起来滑溜溜的，为什么还不怕冷？

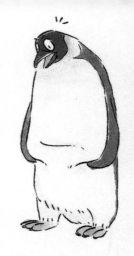

　　企鹅身上有羽毛，而且是双层羽毛。你看企鹅身上光溜溜的，那是因为它的羽毛和普通鸟类有很大区别。企鹅的羽毛是重叠的鳞片状，一层盖着一层，就像穿了很多层衣服。而且羽毛的里面还有一层绒毛，不仅防寒，还有吸热保暖的功能，简直就是保暖内衣啊！

当然，除了外表的羽毛，企鹅还有很厚的脂肪，同样能帮助企鹅御寒。

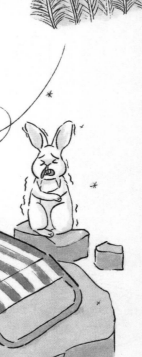

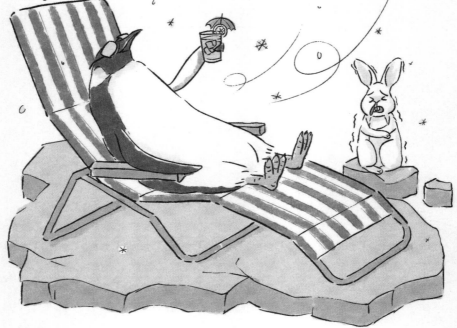

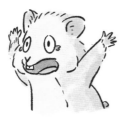

毛毛虫的诡计

在自然界中，每一种生物都有自己的生存法则。一种生物靠着模仿其他生物或物体的外观来欺骗捕食者，这种生物简直就是拟态界的高手。

赫摩里奥普雷斯毛虫是天蛾科中一种飞蛾的幼虫，在南美洲、非洲和中美洲的许多地方都有发现。小小的毛毛虫会极力模仿蛇，来吓跑森林中的天敌。当感觉遇到危险时，毛毛虫把自己向后一甩，扭动身体，露出与蛇颜色相似的腹部，接着让身体前端膨胀起来，皮肤产生鳞片状效果，顶端形成一张蛇"脸"，两块黑色的皮肤变成蛇的眼睛。不仅如此，它甚至能模仿蛇扑咬猎物的动作，见到的人真的会被它吓一大跳。

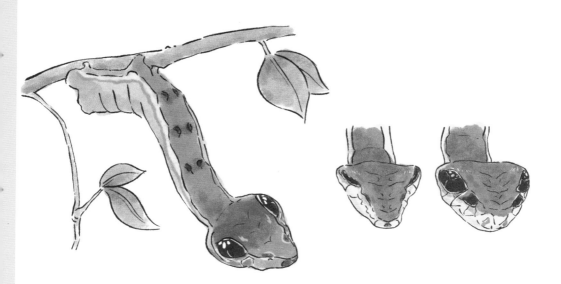

为什么猫头鹰被称为"夜猫子"？

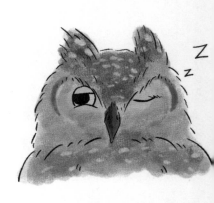

　　猫头鹰白天是要在窝里睡大觉的，到了晚上才出来。它的两只眼睛总是睁得溜圆，面容跟猫相似，而它又像猫一样喜欢捕捉老鼠，所以人们就叫它"夜猫子"。猫头鹰在夜间的视力特别敏锐。

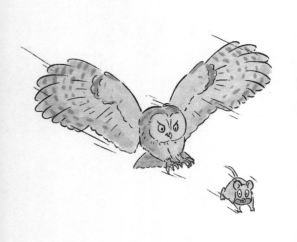

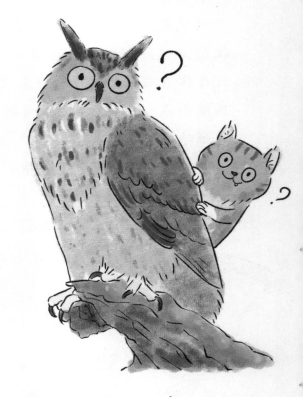

猫头鹰的听觉也非常灵敏，果然是"夜猫子"呀！

鸽子真的会送信吗？

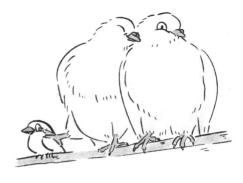

　　鸽子的两眼之间有一个能感受地球磁场变化的器官，可以为鸽子的飞行导航。鸽子是一种非常恋家的动物，一旦远离巢穴就会有强烈的回家欲望，于是人们便利用鸽子的归巢能力，把它训练成了"邮递员"。

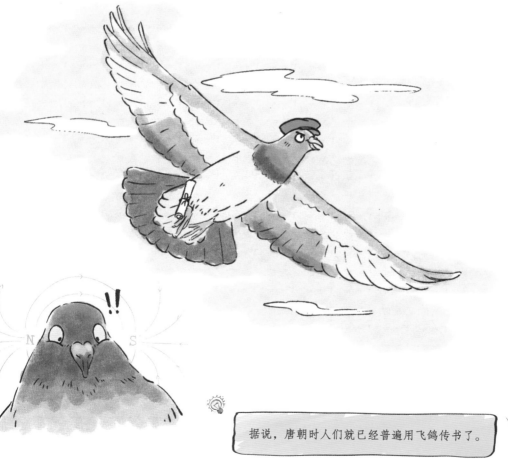

据说，唐朝时人们就已经普遍用飞鸽传书了。

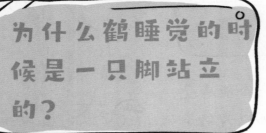
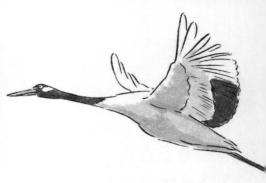

为什么鹤睡觉的时候是一只脚站立的？

　　鹤睡觉时的姿势很奇怪，总是把一只脚收起来，另一只脚站立，这是因为它要为随时逃跑做准备，万一遇到危险，它能迅速起飞逃跑。当然，不用担心它站着睡觉累不累，它的双脚可以交替休息。

动物的睡觉姿势千奇百怪，比如，蝙蝠是倒挂着睡觉的，考拉是抱着树睡觉的。

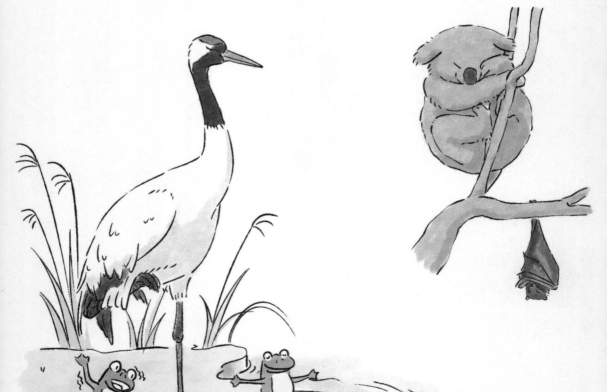

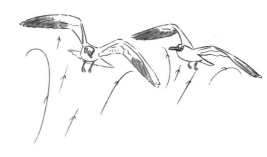

为什么海鸥
喜欢追着轮船飞？

　　轮船在大海里行驶的时候，可以形成一股强大的向上的气流。这股气流可以帮助海鸥托起身体，让它飞得更省力。而且海鸥喜欢吃鱼，轮船四周翻起的浪花经常能把小鱼小虾给带上来。这让海鸥更喜欢追着轮船飞了。

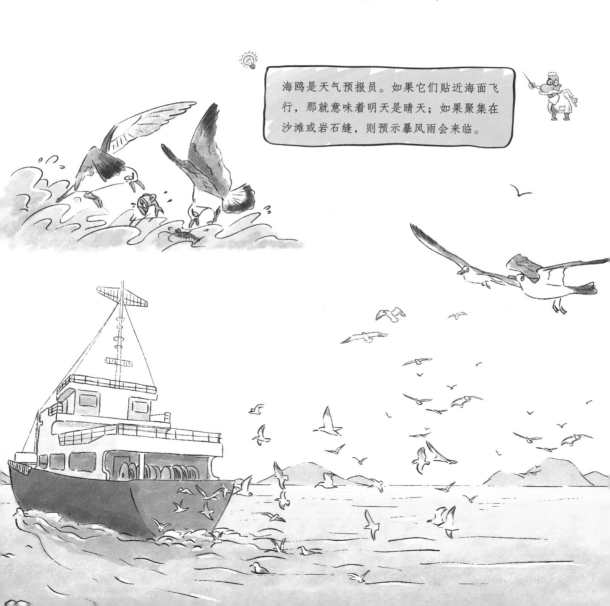

海鸥是天气预报员。如果它们贴近海面飞行，那就意味着明天是晴天；如果聚集在沙滩或岩石缝，则预示暴风雨会来临。

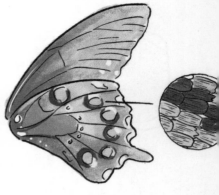

为什么下雨时蝴蝶和蜜蜂不出来玩？

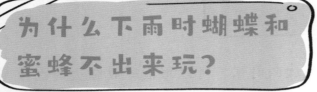

　　蝴蝶和蜜蜂不敢在空气潮湿的时候飞出来，因为它们的翅膀如果受潮或者负重，就无法飞行，只能趴着了。而且在雨天，它们的视力、嗅觉等都会受到影响。所以，它们在雨天就不会贪玩了。

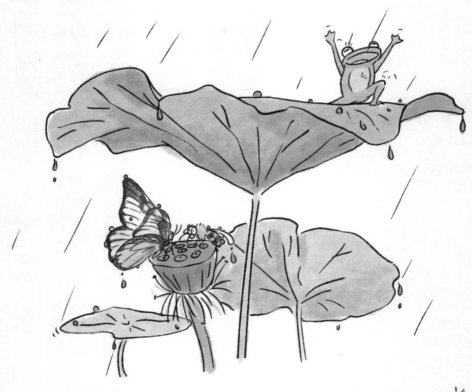

其实蝴蝶翅膀表面有鳞片，有一定的防水作用，但如果水太多，翅膀就会很重，蝴蝶可没有那么大的力气扇动翅膀。

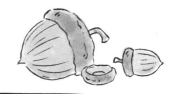

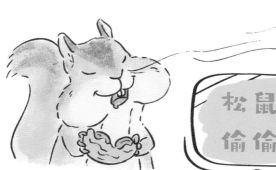

松鼠为什么要把食物偷偷藏起来？

松鼠非常聪明，它们知道在冬季很难找到食物，于是会提前把坚果等食物埋在土里或者藏到树洞里，然后牢记埋藏的位置，在冬天饿的时候再把食物挖出来。

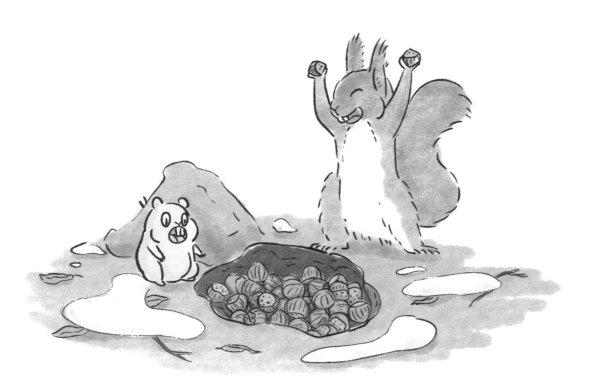

 松鼠可以闻到 30 厘米厚的雪下食物的气味。

为什么贝壳里能长出珍珠？

贝类在吃东西的时候会打开两扇壳，把水吸进去，吃掉水里的食物，再吐出水。如果有一粒沙子或寄生虫等异物进到贝壳内，为了保护自己，贝的外套膜会快速分泌珍珠质，把异物层层包裹，时间久了便形成了珍珠。

人们知道了珍珠的形成原理以后，便开始人工培植珍珠。目前我们看到的绝大部分珍珠都是养殖珍珠。

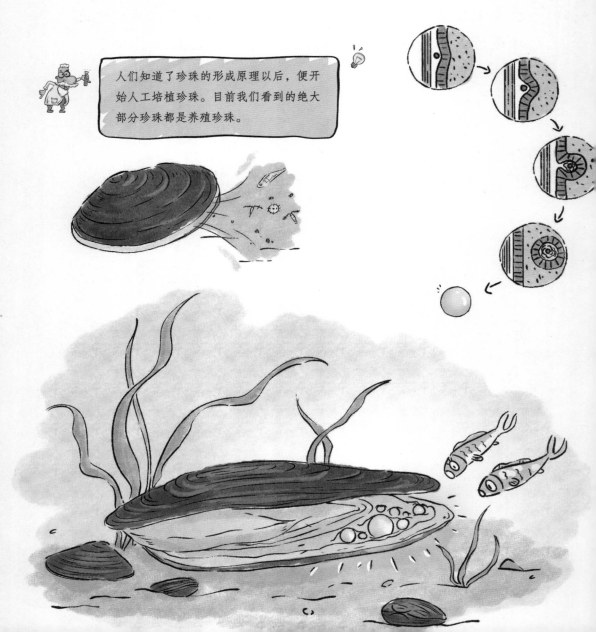

螃蟹为什么横着走路？

螃蟹横着走路不是因为"霸道"，而是螃蟹特殊的身体结构造成的。螃蟹的八条腿长在身体两侧，而且只能向下弯曲，不能向前弯曲，所以螃蟹走路不能向前迈腿，只好向旁边走了。

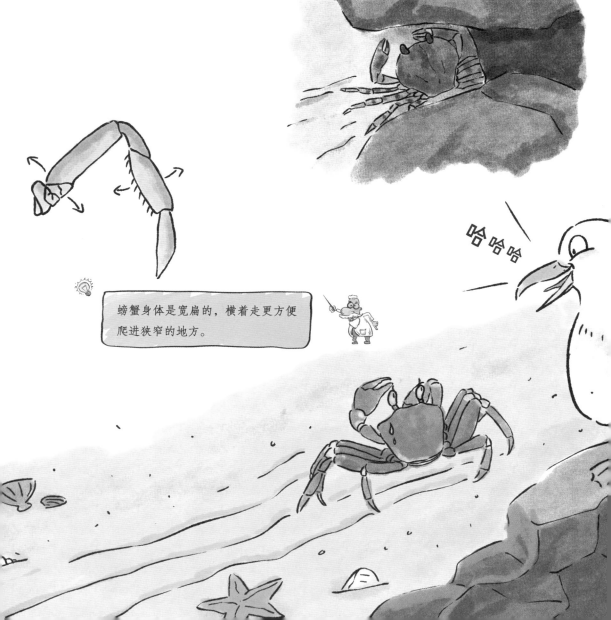

螃蟹身体是宽扁的，横着走更方便爬进狭窄的地方。

哈哈哈

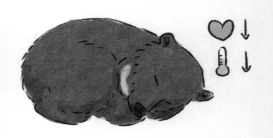

为什么熊在冬天要冬眠？

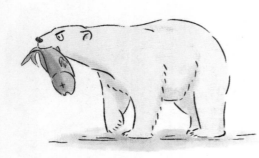

　　一般来说，只有生活在寒带的熊才会冬眠，因为冬天很难找到食物，它们会为自己寻找一个合适的地方，在这里不吃不喝，陷入沉睡。冬眠时，体温和心跳都会下降，这样能节约身体所需的能量，从而度过没有食物的寒冬。

 在非常寒冷、食物短缺的时候，北极熊也会进入局部冬眠状态，它们似睡非睡，遇到紧急情况可以马上醒来。

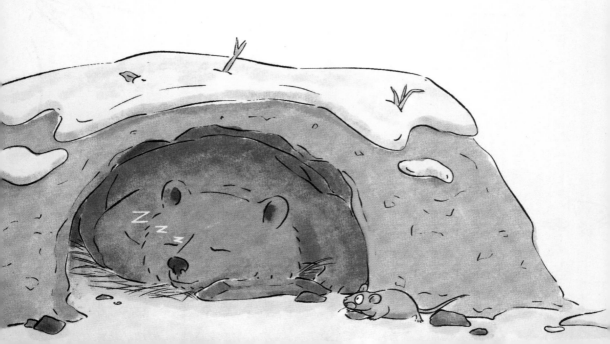

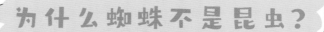

为什么蜘蛛不是昆虫？

从生物学上讲，蜘蛛属于节肢动物，不属于昆虫，因为它不符合昆虫的特征。昆虫比较明显的外形特

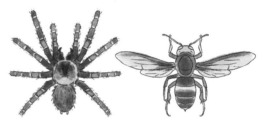

征有：身体分为头、胸、腹三部分，一般有一对触角、两对翅膀和三对脚。对比看一下，蜘蛛是不是非常另类呢？

昆虫是地球上数量最多的动物群体，它们的踪迹几乎遍布全世界。

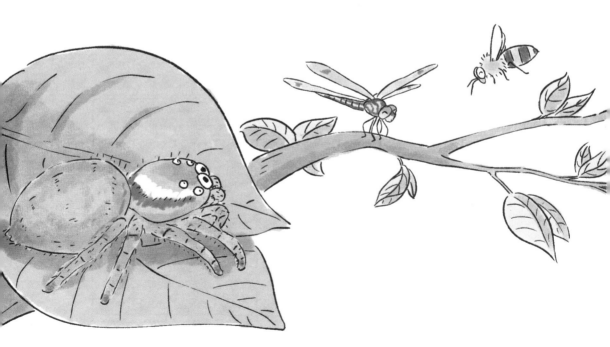

金鱼的记忆真的只有 7 秒钟？

　　实际上，金鱼的学习能力非常强。科学家做过一个有趣的实验，教金鱼捡球、推杆、走迷宫，甚至跳舞，结果发现，这些金鱼的记忆可以持续几个月，这简直是学霸啊！在训练过程中看到的颜色、听到的音乐，它们也都能记住呢。金鱼还能通过自己的生物钟知道每天的喂食时间。金鱼不愧是全世界都受欢迎的观赏鱼啊！

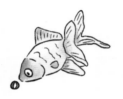

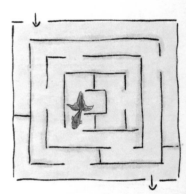

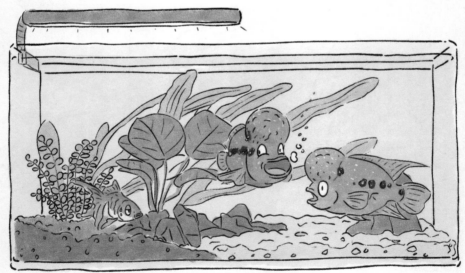

为什么鸭子走路一摇一摆？

　　鸭子的腿不是长在身体的正下方，而是长在更靠近屁股的位置，它需要在走路时掌握身体的重心和平衡；另外鸭子的腿很短，脚趾间有蹼，这样的结构虽然很适合游泳，可是在陆地上走路就有点儿别扭了。

虽然鸭子的走路姿势不太优雅，但游泳能力极佳！

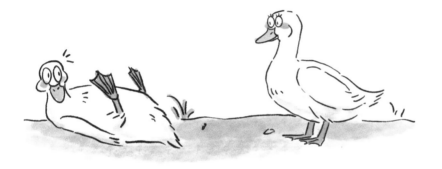

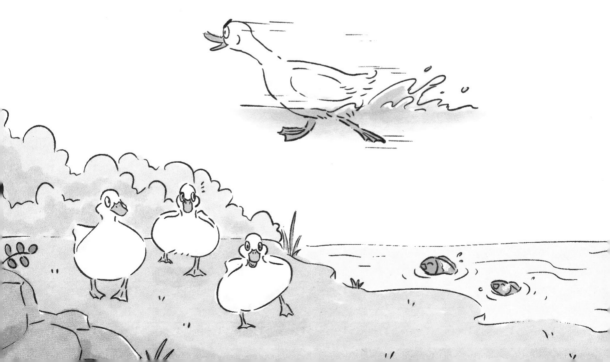

为什么蛇爱吐舌头？

　　科学家发现，蛇能用自己的舌头（芯子）来收集气味，所以会不停地将舌头吐出又收进嘴里。收回舌头后，蛇将舌头按压在嘴里一个负责判断气味的敏感部位，接着马上就能判断周围的情况如何。

分叉的舌头两侧可以分别收集气味，如果一侧的气味更多，说明这一侧就是气味的来源。

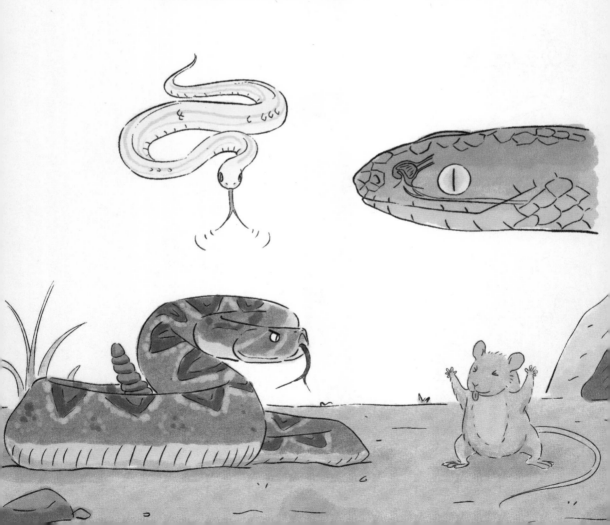

人会做梦，动物也会做梦吗？

　　科学家通过研究发现，大多数哺乳动物都会做梦，有的做梦较频繁，有的则少些；大部分爬行动物不会做梦，而鱼类、两栖类，以及无脊椎动物也都不会做梦。

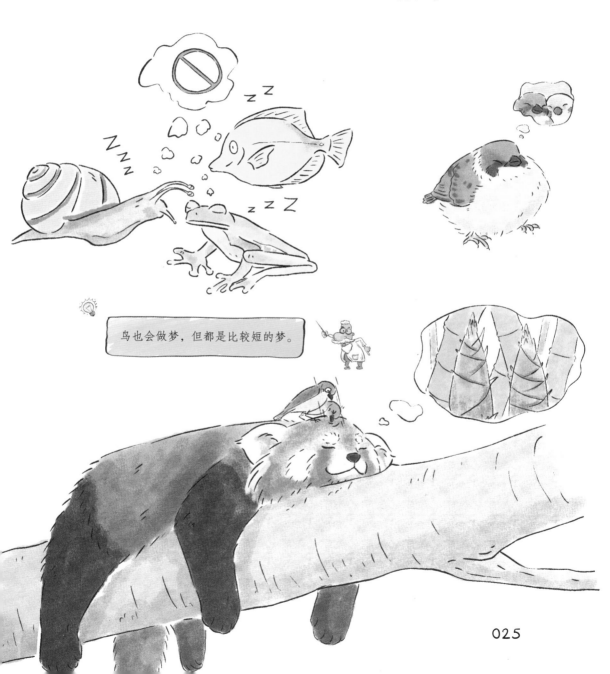

鸟也会做梦，但都是比较短的梦。

生活在野外的动物，
如果受伤了生病了
怎么办呢？

动物都是天生的治疗高手，它们能自己给自己治病。比如用舌头舔舐伤口，以减少伤口的感染；寻找有药物作用的植物吃掉，给自己止泻或者促进消化，等等。

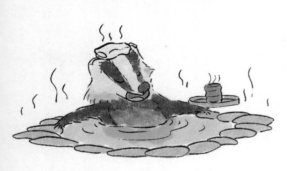

獾得了皮肤病还会去泡温泉来治疗自己呢。

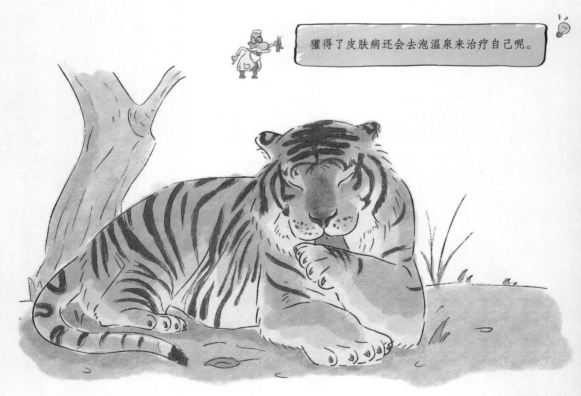

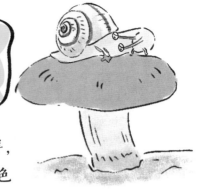

人的血液是红色的，动物的血液也是红的吗？

　　大多数动物的血液颜色和我们一样，是红色的，但也有少数动物血液不是红色的，比如，蜘蛛的血是青绿色的，蜗牛的血是淡蓝色的。血液颜色是由血色蛋白决定的，血色蛋白含有的元素不同，血液颜色也就不同了。

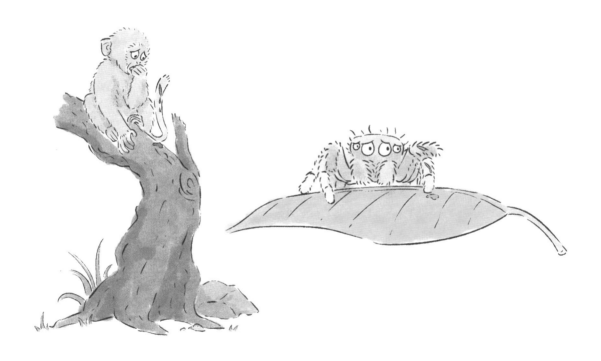

 有一种生活在海底岩石上的生物，它的血液可以变色。

鱼为什么睁着眼睛睡觉？

仔细观察小鱼的眼睛，你会发现鱼的眼睛是没有眼皮的，所以它没办法闭上眼。不过鱼也是要休息的，如果它在水中静止不动了，那就很可能是在睡觉呢。

鱼一般一天要睡几小时，睡觉时每隔一段时间鱼鳍就会抖动一下。

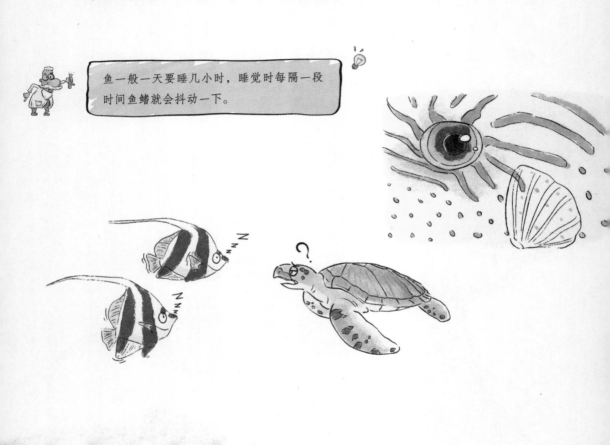

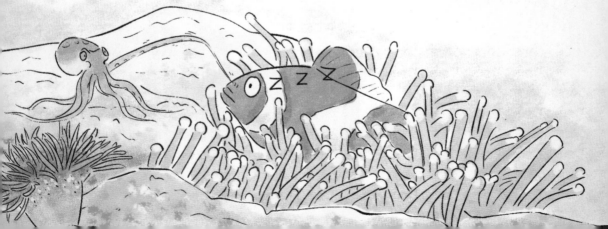

蜗牛和鼻涕虫是亲戚吗?

蜗牛和鼻涕虫的确是"远房亲戚"。鼻涕虫学名是蛞蝓,它和蜗牛都是软体动物,都是腹足纲,都能产生黏糊糊的液体。不过蜗牛是蜗牛科,蛞蝓是蛞蝓科,它们分属两个不同的科。从外形来说,它们最大的区别就是蜗牛还背着一栋"房子",而鼻涕虫却是"无房族"。

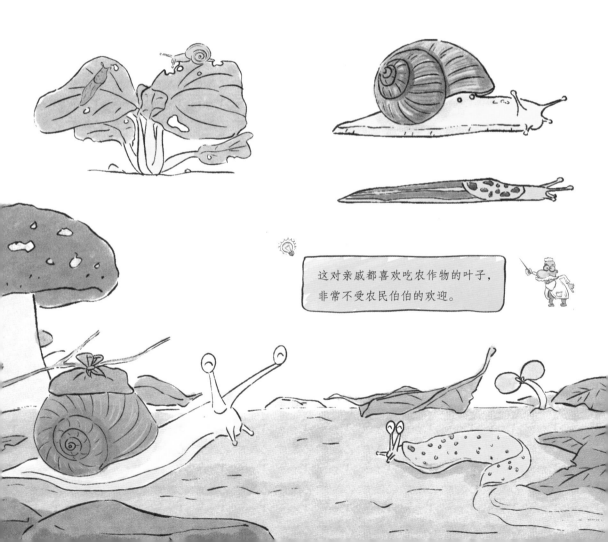

这对亲戚都喜欢吃农作物的叶子,非常不受农民伯伯的欢迎。

为什么猫走路没有声音？

猫的爪子中间有一块形状很像梅花的软软的肉垫，小肉垫上有脂肪和弹性纤维，与地面接触摩擦发出的声音非常微小，肉垫具有减震和消音的作用。

 猫咪的指甲能缩回到肉垫里，这样走路时就碰不到地面了。

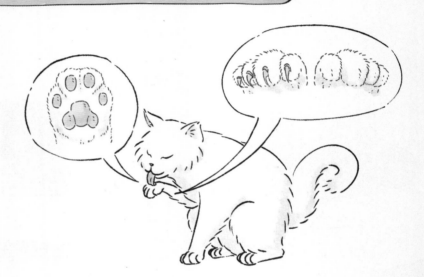

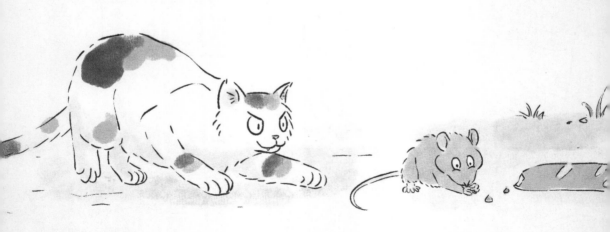

喜欢"换衣服"的变色龙

　　变色龙的学名叫避役，它很喜欢"换衣服"，有时候是为了躲避天敌保护自己，有时候是为了适应环境和温度变化，有时候则是随着自己的心情而变化。当它愤怒时，变出的颜色最为鲜艳。原来，它们的皮肤表层中含有色素细胞，这些色素细胞受到神经的刺激就会发生颜色的变化，看起来就好像换了不同的衣服一样，真是让人羡慕呢！

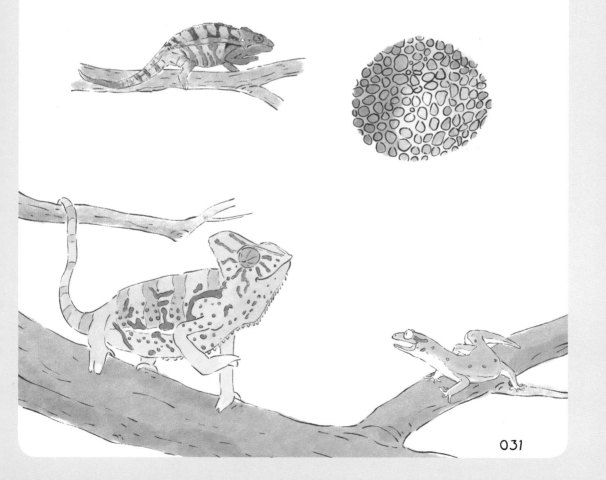

为什么蒲公英的种子要飞上天？

蒲公英的种子就是黄色小花凋落以后长出的白色绒球。绒球由许多绒毛组成，每根绒毛下都有蒲公英的种子。这些种子借着风的力量飘到各地，只要遇到温暖湿润的土地，就会安家落户，生根发芽。让小种子飞上天是蒲公英传播种子的方式。

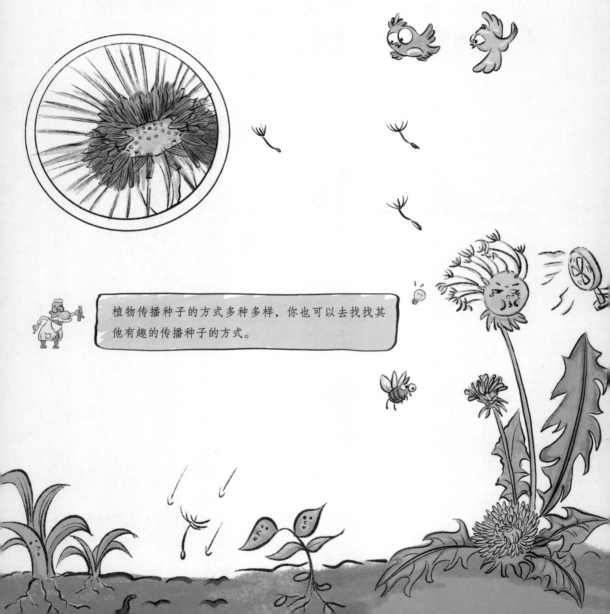

植物传播种子的方式多种多样，你也可以去找找其他有趣的传播种子的方式。

为什么向日葵总是跟着太阳转？

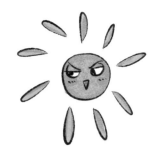

　　向日葵茎部有一种叫生长素的激素，它的作用就是帮助向日葵不断地生长。生长素对阳光敏感，会尽一切可能躲着太阳，于是造成了向日葵茎背光的一侧生长素含量高，生长快，向阳的一侧生长素含量低，生长慢，花茎由此产生了弯曲，花朵就朝向太阳的方向了。

小朋友体内的生长激素在晚上分泌得较多，所以要早点睡觉才能长得更高哦。

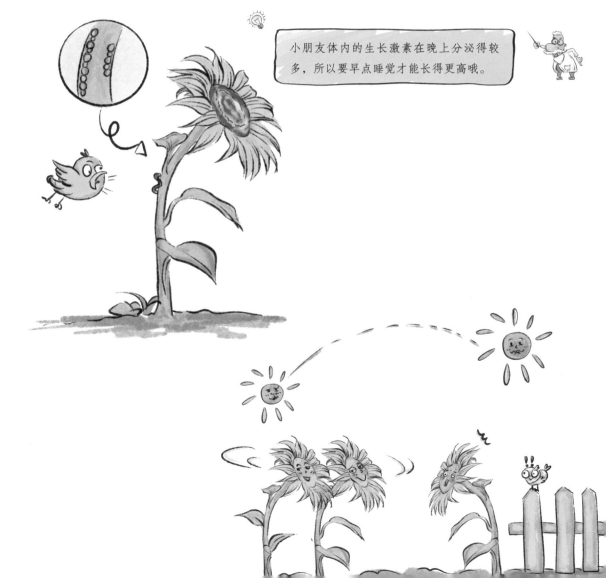

为什么荷花长在淤泥里却看起来很洁净？

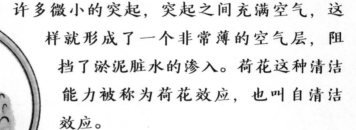

荷花的外表面有一层蜡质，如果用电子显微镜观察，还能发现荷叶的叶面上有许多微小的突起，突起之间充满空气，这样就形成了一个非常薄的空气层，阻挡了淤泥脏水的渗入。荷花这种清洁能力被称为荷花效应，也叫自清洁效应。

自古以来，荷花在人们心中一直是高尚、纯洁的象征。

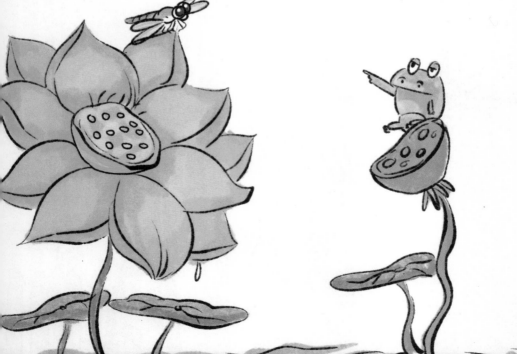

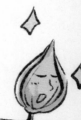

为什么竹子是空心的？

其实，很久以前的竹子是实心的。在进化的过程中，大部分竹子的竹髓慢慢退化消失，竹子就变成了空心。空心可以减轻竹子自身重量，因此长得更加高大，能够与乔木类植物争夺阳光。另外，空心也使竹子的外壁相应变厚，韧性增强，即使被压弯也不会轻易折断。

松、竹、梅三种植物被称为"岁寒三友"，就是因为这三种植物即使在严冬也有着顽强的生命力。

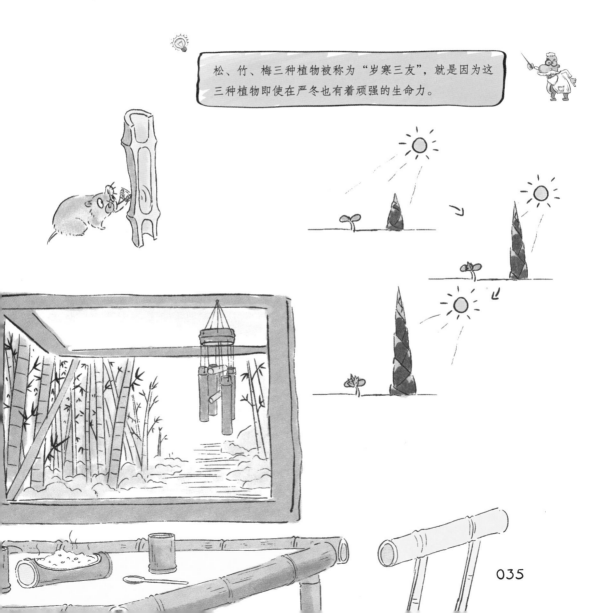

棉花到底是不是花？

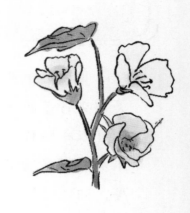

　　棉花叫花，但并不是花。夏天时，棉花会开粉色、黄白色的花，当花凋谢以后，就会长出一个个像桃子一样的果实。等果实成熟，"啪"地裂开，你就会看见云彩一样的棉花。当你把棉花去掉，还会惊讶地发现，里面竟然包裹着种子哪！

棉花不仅能做衣服、被子，还能做装饰品。你可以发挥想象力，试试来做棉花手工艺品吧。

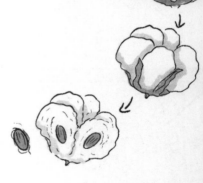

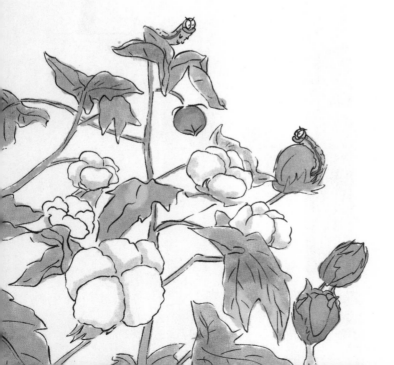

为什么下雨后的蘑菇特别多？

蘑菇是一种真菌，它没有种子，是靠孢子繁殖的。孢子落到土壤中，产生菌丝，菌丝要吸收养分和水分才能生长。下雨后，土壤中充满了水，很多营养都溶解在里面，加快了蘑菇的生长。因此，下雨过后，蘑菇长得又快又多。

路边的蘑菇一定不要乱采，它们可能是有毒的哦。

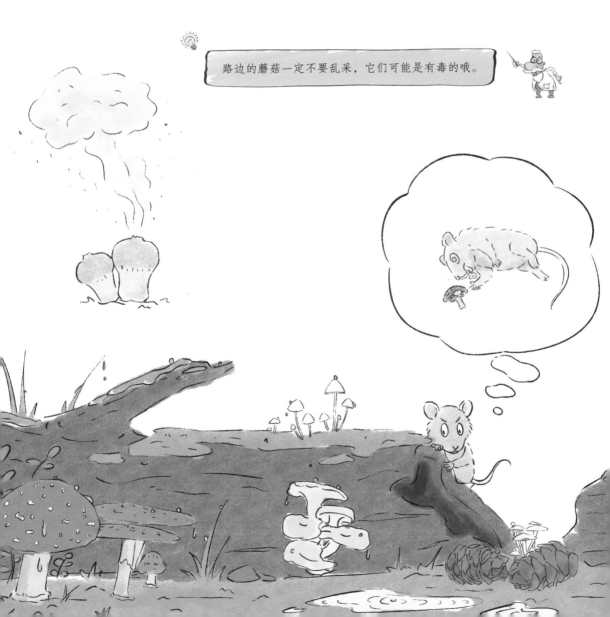

为什么花会有香味?

　　花瓣里的油细胞会分泌出特殊的芳香油,芳香油很容易挥发,这就是我们闻到的花香了。不只人会被花香吸引,蜜蜂也会寻着花香飞来传播花粉呢。当然,花并不都是香喷喷的,散发臭味也是某些花吸引昆虫的手段。

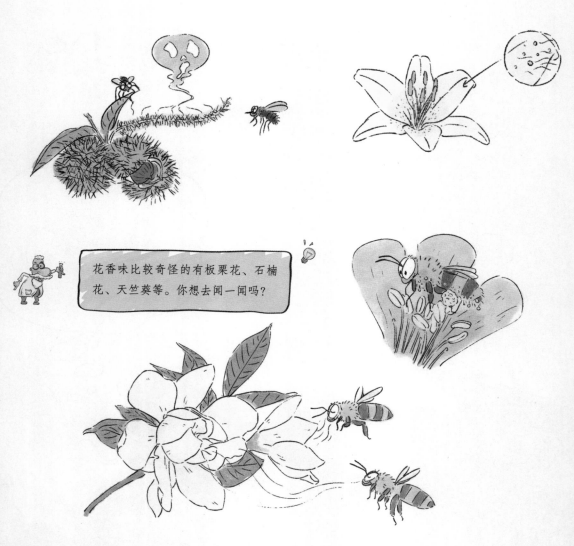

花香味比较奇怪的有板栗花、石楠花、天竺葵等。你想去闻一闻吗?

面包树结出的果实就叫面包果。据说这种果子个头大，味道也好。如果把果子放在火上烤，香气闻起来很像面包的味道。面包果吃起来松软可口，也能填饱肚子，就像吃真正的面包一样。

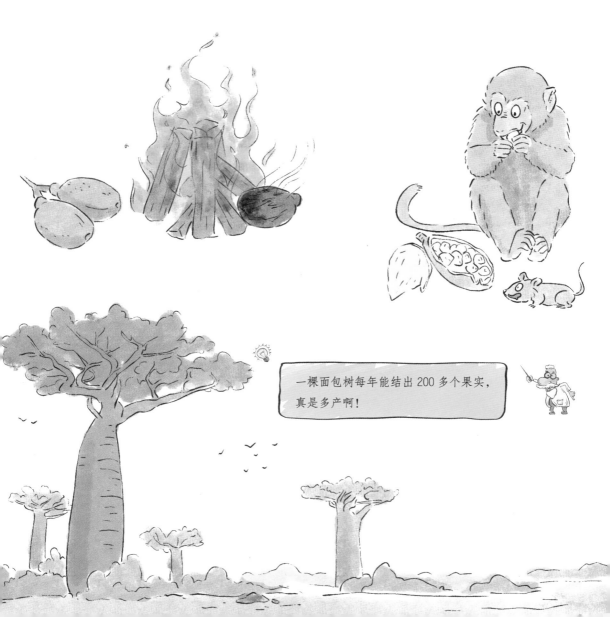

一棵面包树每年能结出 200 多个果实，真是多产啊！

为什么有的植物能发光?

你看过电影《阿凡达》吗? 里面描述的潘多拉星球上有许多会发光的植物, 其实这并不是凭空想象, 在现实中也有, 比如夜光树、灯笼树等。它们自身能发光, 有些是因为体内含有特殊的发光物质, 有些是因为体内含有磷质, 能释放出容易在空气中自燃的气体。

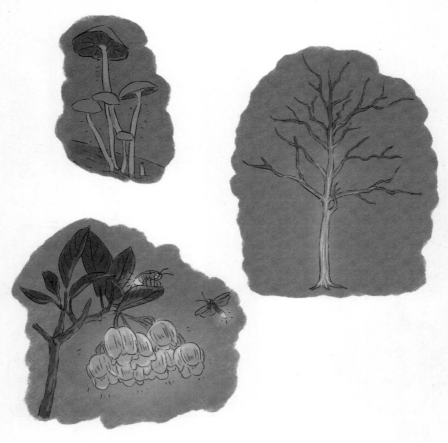

 有研究者想以萤火虫为灵感, 计划种出一种可以天然发光的植物, 以此来替代路灯。

为什么我从来没见过黑色的花呢？

你一定看到过红色、粉色、黄色、紫色等五颜六色的花，但是黑色的花的确少见。这是因为鲜艳的颜色能够更好地吸引蜜蜂、蝴蝶等昆虫来帮助花朵授粉，另外一方面是因为黑色太容易吸收太阳热量了，娇嫩的花瓣在太阳下晒一会儿就会晒伤。

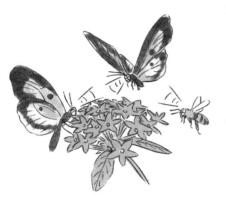

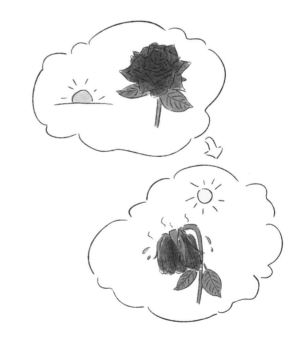

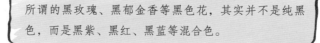

所谓的黑玫瑰、黑郁金香等黑色花，其实并不是纯黑色，而是黑紫、黑红、黑蓝等混合色。

无花果真的没有花吗？

　　无花果是开花的，只不过它的花朵比较隐蔽。普通植物的花都是向外开放，而无花果的花是向里开放的，长在膨出的花托里面。无花果慢慢长大，花托会变得肉肉的，里面裹着无花果的花蕊和种子，等到成熟后，就是我们吃的无花果啦！

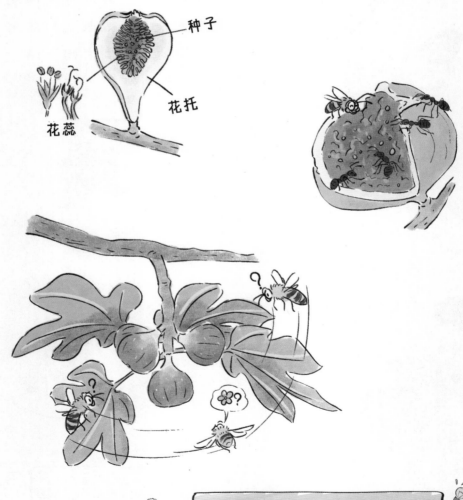

种子

花托

花蕊

无花果的营养很丰富，而且吃起来甜甜的。

植物里的虫虫杀手

目前地球上发现的食虫植物有 500 多种，捕蝇草是比较出名的一种。捕蝇草的两片叶子像长着牙齿的贝壳，这是它的捕虫器，可以迅速、准确地完成引诱、捕捉、杀死和消化等一系列"高难度"动作。捕蝇草的叶子会分泌一种吸引小虫子的蜜，当小虫碰到叶子，叶子内部的感应毛会马上发出信号，让叶子在一秒钟内快速闭合，接下来，叶子便会不断分泌消化液来分解这位外来客了。

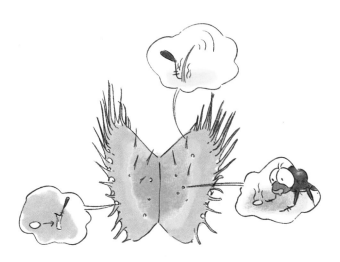

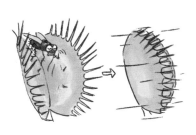

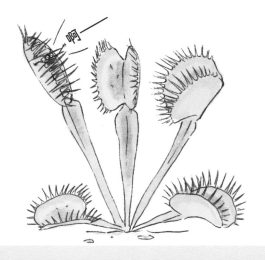

为什么玉米会长"胡子"?

玉米的花分为雄花和雌花，雄花长在玉米的顶端，雌花长在茎的中间。雌花为了能够接收到雄花的花粉，就长出了细细长长的花蕊，也就是"胡须"啦。当风吹过，花粉就会飘落在胡须上，不久，就会长出一颗颗玉米粒。

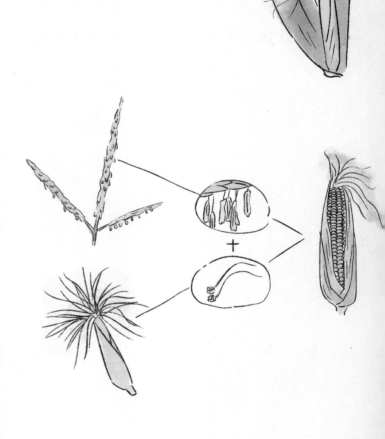

玉米的胡须可以做药，民间有句俗话：一根玉米须，堪称二两金。

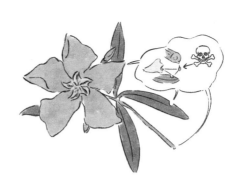

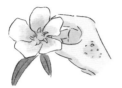

为什么妈妈不让我碰夹竹桃？

不要被"夹竹桃"这么好听的名字骗了哦，夹竹桃全身都有剧毒，它们的毒素主要位于汁液中，无论是花瓣、叶子还是枝条都含有毒素，即使碰到皮肤也会引起中毒。所以，妈妈不让你碰夹竹桃是非常正确的。

生活中还有一些常见的观赏植物也有毒，因此要记得，没有大人的允许，千万不要随便碰触哦！

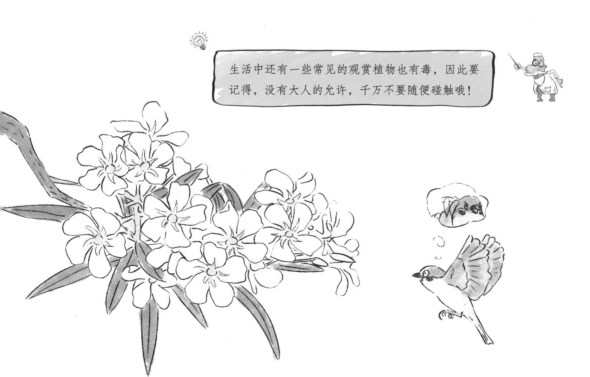

为什么辣椒这么辣？

　　辣椒在进化的过程中选择让自己变辣，是为了保护自己。辣椒的植株长得比较矮，很容易被哺乳动物盯上当作食物，而辣椒里含有辣椒素，哺乳动物吃了之后会非常不舒服，以后就再也不吃了。这样，辣椒便保护了自己的种子，得以继续存活。

　　鸟可以直接将辣椒种子吞下去，因为鸟感受不到辣，也不需要咀嚼，于是鸟类成了辣椒种子的"运输车"。

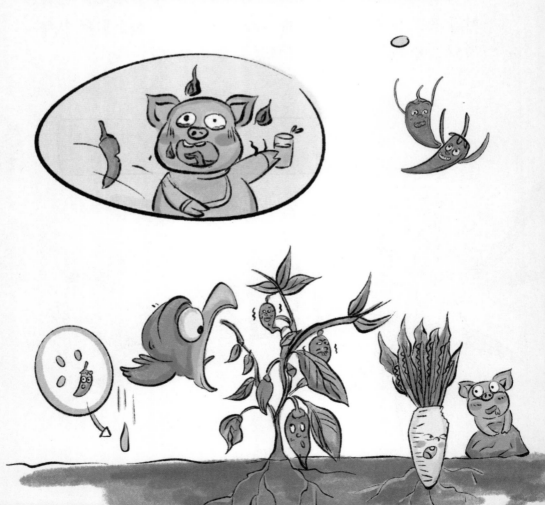

为什么莲藕里有许多小洞？

当妈妈把藕切开，你会发现藕里有很多小洞，而且它们从藕的一头直通到另一头。藕生长在淤泥里，很难呼吸，藕的小洞洞会和荷叶下的一根长叶柄相连，小洞和叶柄的小孔相通，新鲜空气就会通过荷叶上的小气孔进入叶柄，又来到小洞里，形成一个完整的输送空气的"气道"系统。

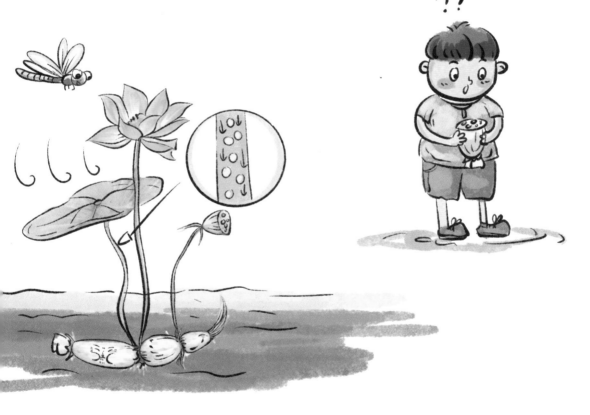

判断藕是否新鲜的小方法：新鲜莲藕表皮颜色偏黄，没有黑点；如果藕的皮色很深，有明显斑点，那就是存放有段时间了。

爬山虎为什么会爬墙？

爬山虎堪称植物界的攀爬高手。爬山虎有一根长长的茎，茎上有叶柄，每个叶柄会长出几根细长的丝，细丝的顶端长着黏性吸盘，可以牢牢地黏附在物体表面。爬山虎会不断长出新的细丝，直到爬满整面墙或岩壁。

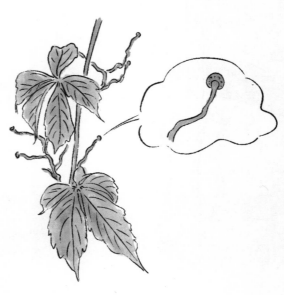

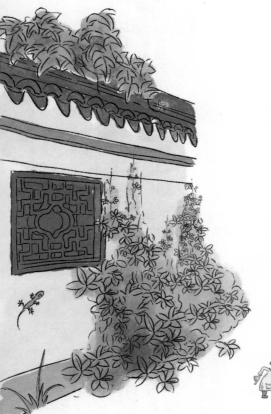

爬山虎的这种生长习性，不但能形成漂亮的植物风景，还可以遮挡阳光，吸附灰尘，甚至能吸收周围的噪声。

雪莲为什么能生长在冰雪覆盖的高山上？

　　雪莲的结构很特殊，它身上长满了白色绒毛，这层"毛外套"可以抵御雪山上的寒冷，防止紫外线照射。另外，雪莲很矮小，几乎贴在地面上生长，根系粗壮，深扎在石缝里，这样，即使在狂风频发的高山上也不会被吹跑。

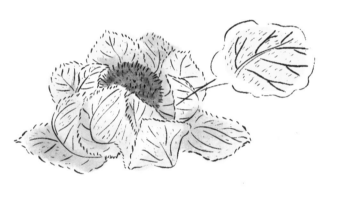

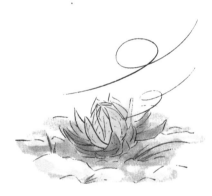

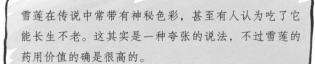
雪莲在传说中常带有神秘色彩，甚至有人认为吃了它能长生不老。这其实是一种夸张的说法，不过雪莲的药用价值的确是很高的。

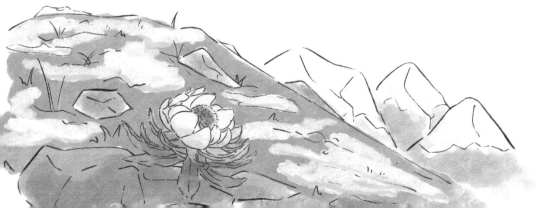

为什么火龙果里有"黑芝麻"？

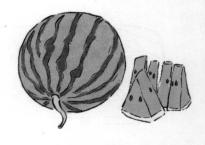

　　火龙果里像黑芝麻的东西其实是火龙果的种子。一颗火龙果里至少有几千颗种子，如果把它们挖出来，种到院子里，说不定能长出火龙果的小苗呢。当然，你把小种子吃进肚子里是没关系的，它会随着粪便排出体外，不会在肚子里生根发芽的。

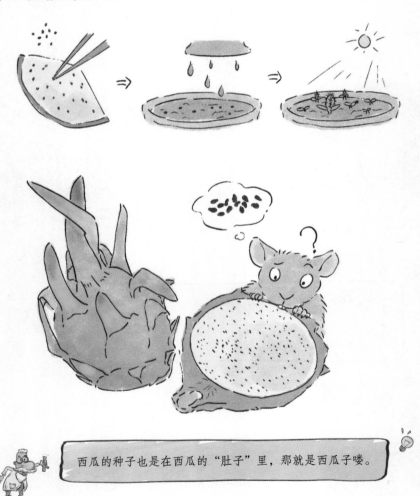

西瓜的种子也是在西瓜的"肚子"里，那就是西瓜子喽。

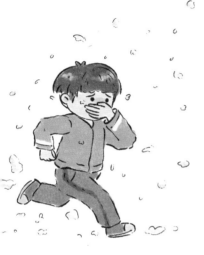

为什么有的杨树上会长"毛毛虫"？

你知道吗？杨树是分雄树和雌树的。一到春天，雄树会长出红褐色的雄花，一串串挂在树枝上，这就是我们看到的"毛毛虫"。雄花散发花粉，利用风把花粉吹到雌树开的雌花上，雌花成熟后裂开，飞出许多白絮，白絮带着种子随风飘扬，就是北方春天里最不受欢迎的"漫天飞絮"了。

雄花　　　雌花

对花粉敏感的人要注意杨树飘花絮，会容易出现流眼泪等过敏症状。

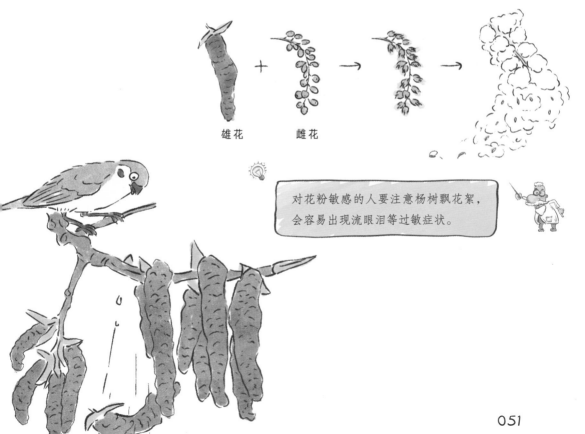

051

为什么多肉植物的叶子看起来肉嘟嘟的?

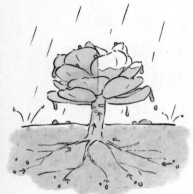

多肉植物一般都生长在干旱少雨的地方,为了能更多地储存水分,多肉植物就让自己的叶子长成"水壶",只要有水,就尽量在水壶里装满,这样就能适应干旱的环境了。

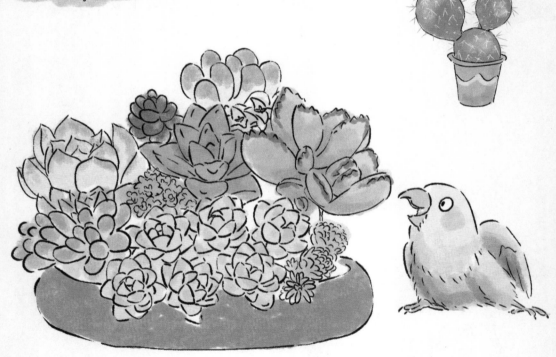

 仙人掌也是耐旱植物,只不过它的"水壶"是它的茎,扎人的刺才是它的叶子。

漂亮的玫瑰为什么会长刺?

因为玫瑰花很漂亮,闻起来也香香的,会吸引很多虫子、小鸟来吃它,于是玫瑰花为了保护自己,便长出了许多刺。其次是为了保持水分,一旦遇到缺水的情况,它的刺就会提供水分,帮助自己度过危险。

我们看到漂亮的花要保护它,不能随便去摘花哦。

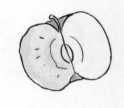

为什么削过皮的苹果一会儿就变了色?

　　这是苹果果肉中含有的酚类物质在"作怪"。当苹果削完皮，果肉暴露在空气中时，酚类物质与空气中的氧气结合发生氧化反应，生成了褐色的色素，所以苹果就变色了。

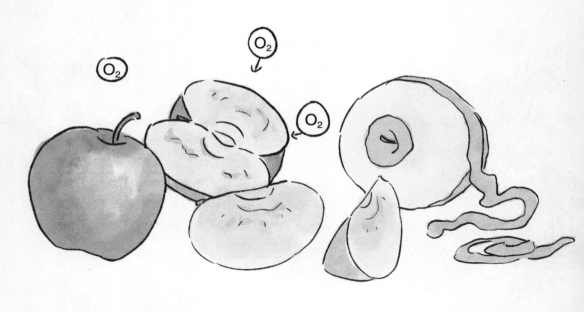

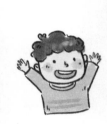
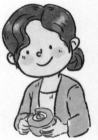

不仅是苹果，梨、土豆、茄子等削皮后也会出现变色的现象。

臭烘烘的大王花

　　大王花生长在马来西亚和印度尼西亚的热带雨林中，是世界上花朵最大的植物，花朵直径可以达到1米。这种花没有茎，也没有叶子，而是像寄生虫一样寄生在其他藤本植物的根茎上吸取营养。大王花一生只开一次花，花期只有4-5天。花苞绽放初期还有点香味，之后就散发刺激性腐臭气味，连蝴蝶、蜜蜂都避之不及。

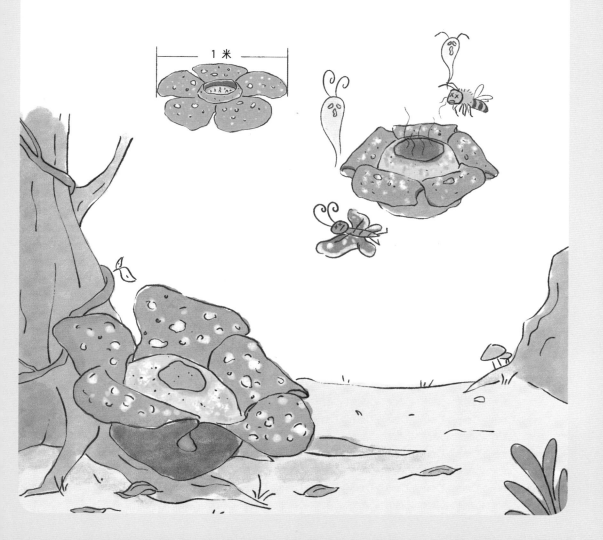

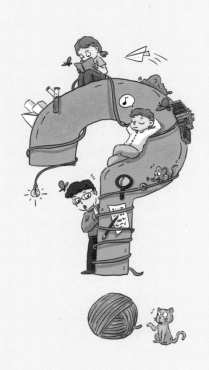

儿童趣味
成长大百科

·奇妙的身体·

凌 云 ◎ 主编　沙棠文创社 ◎ 绘

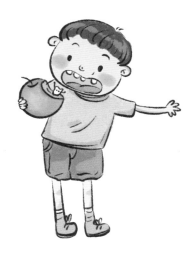

黑龙江科学技术出版社
HEILONGJIANG SCIENCE AND TECHNOLOGY PRESS

图书在版编目（CIP）数据

儿童趣味成长大百科 . 奇妙的身体 / 凌云主编；沙

棠文创社绘 . —— 哈尔滨：黑龙江科学技术出版社，

2023.6

ISBN 978-7-5719-1924-5

Ⅰ . ①儿… Ⅱ . ①凌… ②沙… Ⅲ . ①科学知识－儿

童读物②身体－儿童读物 Ⅳ . ① Z228.1 ② R32-49

中国国家版本馆 CIP 数据核字 (2023) 第 098942 号

儿童趣味成长大百科 . 奇妙的身体

ERTONG QUWEI CHENGZHANG DA BAIKE. QIMIAO DE SHENTI

凌 云　主编　　沙棠文创社　绘

策划编辑	沈福威　顾天歌
责任编辑	回　博
排版设计	常　亭
封面设计	天下书装
出　　版	黑龙江科学技术出版社
	地址：哈尔滨市南岗区公安街 70-2 号　邮编：150007
	电话：（0451）53642106　网址：www.lkcbs.cn
发　　行	全国新华书店
印　　刷	北京盛通印刷股份有限公司
开　　本	710 mm × 1000 mm　1/16
印　　张	4
字　　数	40 千字
版　　次	2023 年 6 月第 1 版
印　　次	2023 年 6 月第 1 次印刷
书　　号	ISBN 978-7-5719-1924-5
定　　价	120.00 元（全 6 册）

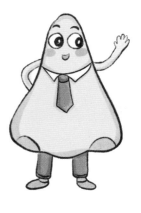

目录

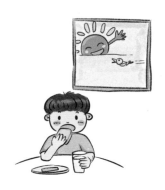

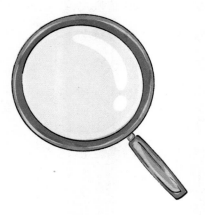

为什么舌头能尝出各种味道？

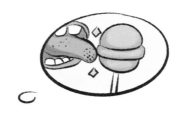

这是因为舌头上有味蕾。味蕾是味觉的先头兵，当它接触到食物时，味觉细胞会产生兴奋，引发神经末梢像电线一样将味觉信号传递给大脑。这样就能辨别甜酸苦咸这些滋味了。

辣味不包含在味觉之内，因为辣的本质其实是一种"痛"，属于痛觉。

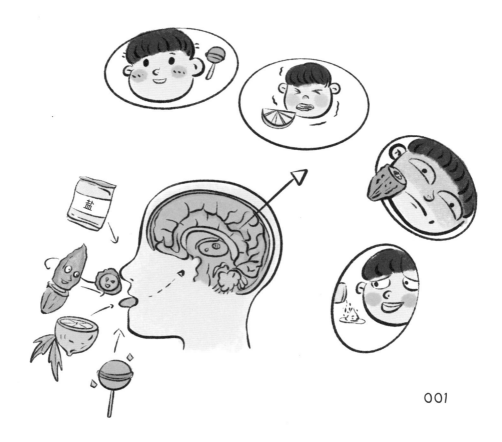

为什么我们的嘴唇是红色的？

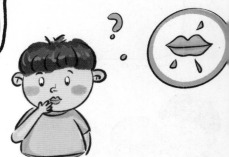

　　我们的嘴唇有丰富的毛细血管，嘴唇的表皮构造很薄，可以透出毛细血管中血液的颜色，所以正常情况下我们的嘴唇都显示为红色。如果一个人的嘴唇发白，可能是贫血或者其他原因引起的。

舔嘴唇是一种不好的习惯，它会让嘴唇变得更干，甚至出现开裂的情况。

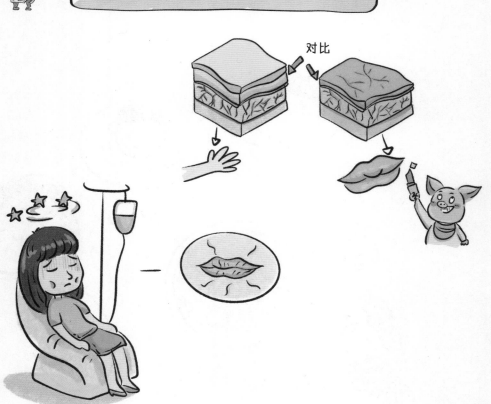

对比

为什么一看到好吃的东西就会流口水？

其实这是一种条件反射。当你吃东西的时候，唾液腺会分泌出唾液，帮助你把咀嚼过的食物变成容易吞咽的糊状，久而久之变成一种习惯，当你看到或者只是想起某种美食时，大脑就会向唾液腺发送信号来分泌唾液了。

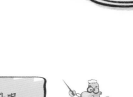

我们的嘴巴里每天分泌的唾液超过 1 升呢。

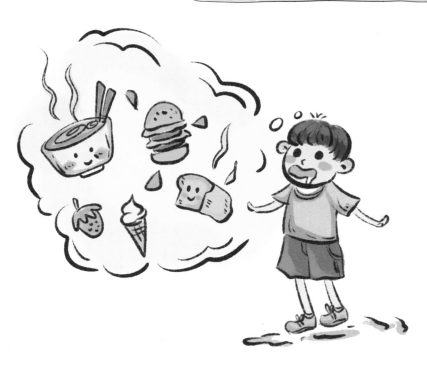

人为什么要眨眼睛？

眨眼睛是对眼球进行清洁的过程。每次眼皮合起来时，眼泪就会均匀地抹在眼球上，让眼睛保持湿润，同时还能冲去细小的尘埃。眨眼睛还能让我们的眼睛得到休息。

正常情况下，我们一天要眨一万次眼睛呢。

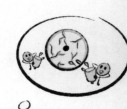

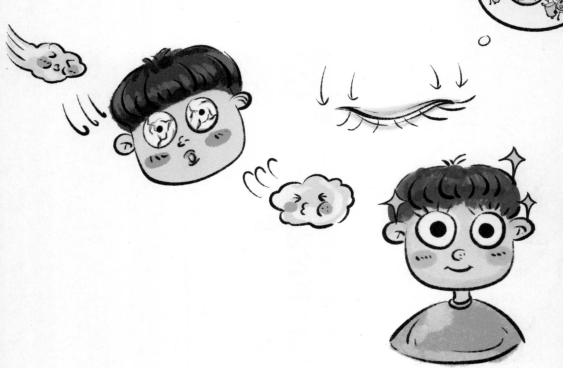

每个人的眼皮中都有软骨一样的东西，叫睑板，睑板上有许多睑板腺，它们就在靠近睫毛的地方，会不断分泌油脂。这些油脂在白天可以防止尘土进入眼睛，晚上可以防止泪液蒸发。但晚上闭着眼睛时，分泌的油脂用不完，就和灰尘等杂质混合在一起，成了"眼屎"。

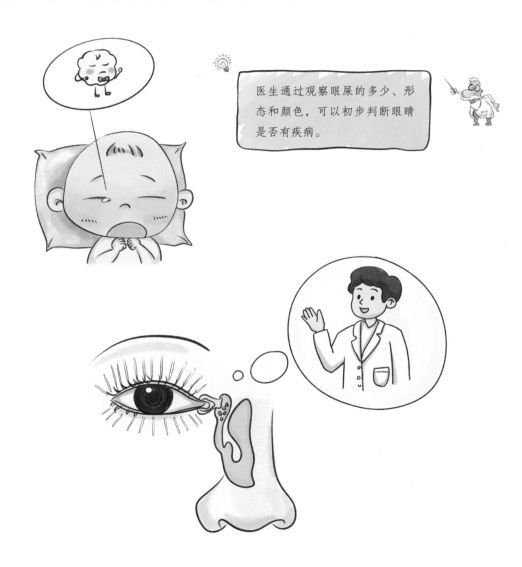

医生通过观察眼屎的多少、形态和颜色，可以初步判断眼睛是否有疾病。

为什么爸爸会长胡子？

　　胡子的生长主要受性激素分泌的影响。雄性激素会促进毛发的生长。一般来说，爸爸上唇及两腮毛囊中含有雄激素受体，有利于促进胡子生长。虽然并不是只有男性体内有雄性激素，女性体内也会分泌少量的雄性激素，不过女性体内的雄性激素比雌性激素少很多。这就是爸爸会长胡子，而妈妈不会长胡子的原因。

男生一般在 12—13 岁的时候就开始长胡子了。

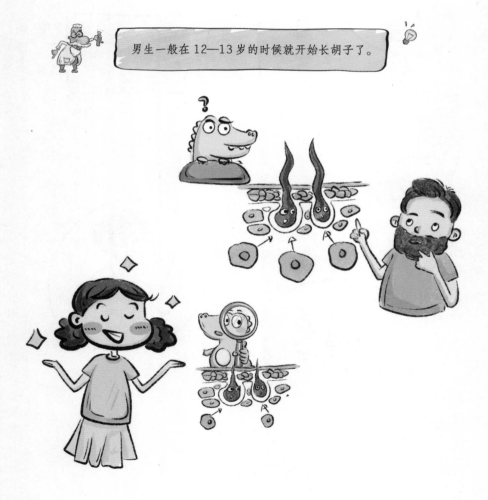

为什么感冒了会流鼻涕？

感冒以后，鼻腔黏膜受到感染发生炎症反应，分泌物增多，于是出现了鼻涕。其实鼻涕中的一些蛋白质能够杀灭细菌和病毒。鼻涕的颜色也能帮助医生判断感冒是细菌感染还是病毒感染造成的。

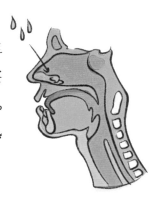

 用生理盐水清洗鼻腔有助于更快地排出鼻涕，阻止细菌和病毒在鼻腔处长时间停留。

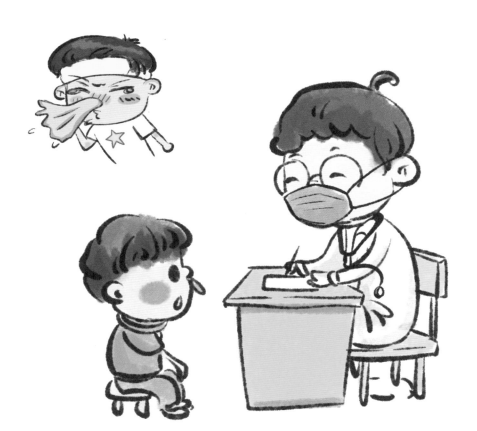

为什么有些人睡觉打呼噜?

　　人在睡觉的时候全身都是放松状态,咽喉部的软腭和肌肉也变得松弛下来,让气道变得很窄。呼吸时气流冲击狭窄的气道,产生涡流并引起震动,就发出呼噜的声音了。一般气道越狭窄,就越容易打呼噜。

轻微或偶尔打呼噜不会影响健康,如果有长期严重打呼噜的情况,最好去医院检查一下具体原因。

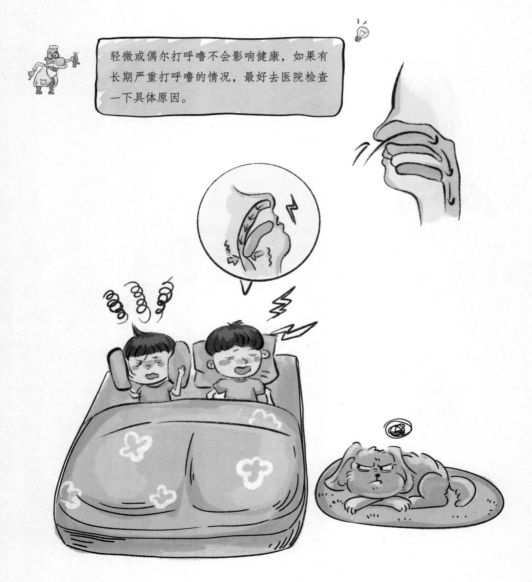

为什么做梦时会说梦话？

　　人在入睡以后，有些大脑神经细胞还没有休息，甚至特别兴奋。如果是管理语言的神经细胞处于兴奋状态的话，就会发出"说话"的信号，这样人就会在睡眠状态中说梦话了。

如果在白天发生了不愉快的事，你可以在睡觉前及时和爸爸妈妈说说，平静愉快地进入梦乡就不会说梦话了。

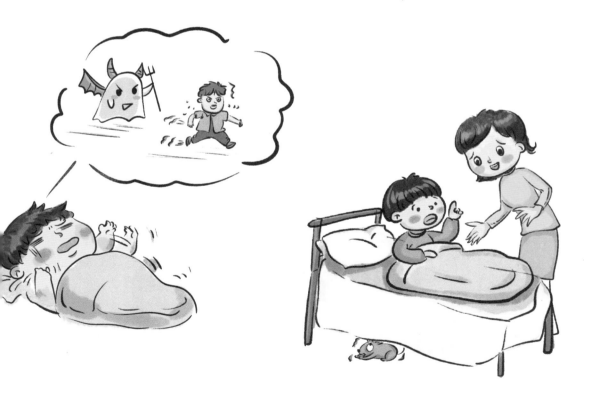

为什么打喷嚏的时候会闭眼睛？

你有没有发现，我们每次打喷嚏的时候都会不受控制地闭上眼睛。这是打喷嚏时面部肌肉收缩导致的。另外，驱逐鼻内异物需要的冲击力很大，闭眼睛是身体保护眼睛的本能反应。如果睁着眼，喷嚏的压力就有可能伤害泪小管，甚至使视神经受到损伤。

打喷嚏时应用纸巾或手肘遮掩口鼻，不要用双手直接遮挡。

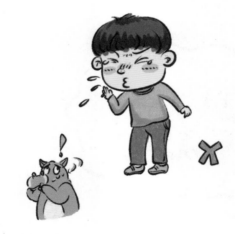

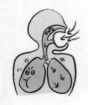 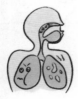 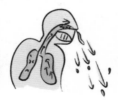

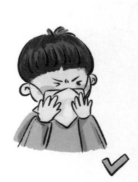

偷懒的鼻孔

先来做个小试验：嘴巴闭上，用一根手指堵住一侧鼻孔，尝试只用另一侧鼻孔呼吸；然后再换一侧鼻孔，用另一侧鼻孔呼吸。你有没有发现，你的一个鼻孔出气比另一个鼻孔多？

其实绝大多数人的鼻孔都是一侧通，一侧相对不通，因为两个鼻孔是轮流工作的，每隔几小时，鼻孔就会轮一次班。鼻腔能够温暖、湿润和过滤空气，每天的任务十分繁重。"轮班制"可以使鼻腔得到更充分的休息，从而提高鼻子的工作效率。

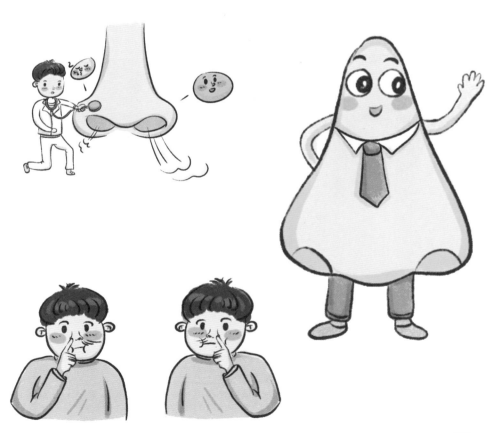

为什么人哭的时候会流眼泪？

当你生气、伤心、感动的时候，都可能会哭。哭是一种信号，代表"我有强烈的情绪，我需要帮助"。这种强烈情绪会让大脑给眼睛发出一个指令，接着泪腺就分泌出眼泪了。

一般情况下，不管你怎么大哭，眼泪都不会流干的。不过大哭之后记得要及时喝水来补充水分。

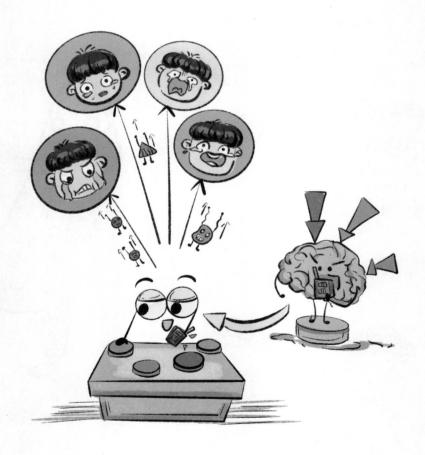

眼睛进了东西为什么不能用手去揉？

眼睛进了东西用手揉是很危险的行为。当眼睛进了异物，如沙粒、小虫子、木屑、铁屑，甚至毛发、液体等，它们都会附着在眼睛最外层的角膜或结膜上。如果用手揉眼睛，很可能造成角膜或结膜划伤或感染，引发炎症。

眼睛进了异物，先试试能不能通过眼泪将异物冲出，也可以使用清水或生理盐水等冲洗眼睛。

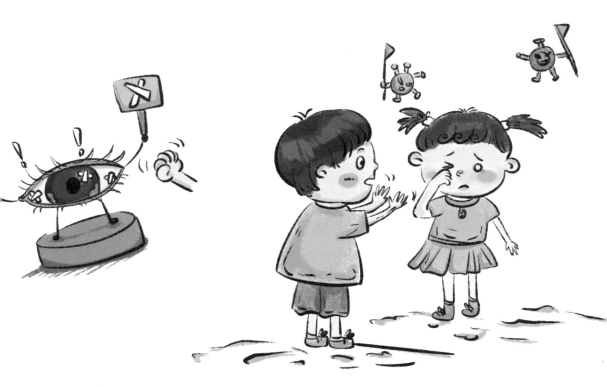

为什么头发剪了还能长？

头发主要由一种叫角蛋白的物质构成，是从发根处的毛囊生长出来的。头发虽然剪短了，但是毛囊没有被破坏，所以还会继续长出新的头发。

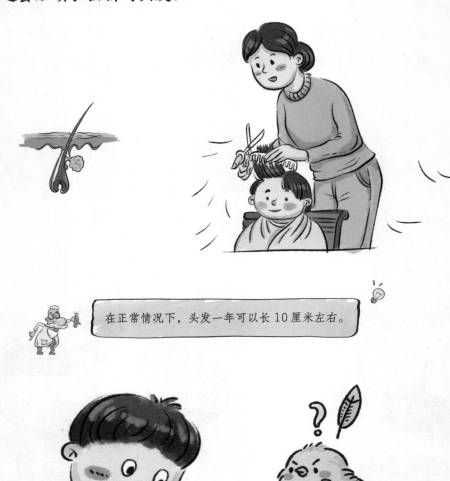

在正常情况下，头发一年可以长 10 厘米左右。

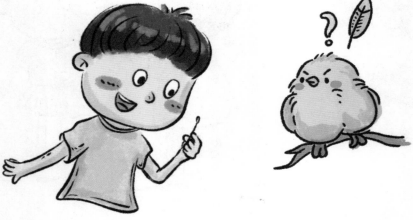

夏天的时候为什么那么多人戴太阳镜？

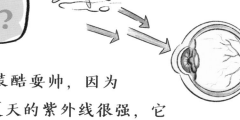

戴太阳镜可不仅仅是为了装酷耍帅，因为除了皮肤，眼睛也需要防晒。夏天的紫外线很强，它能穿透眼睛的角膜、晶状体，直抵眼底视网膜，对眼睛造成损伤。太阳镜能很好地遮挡紫外线，保护我们的眼睛。

进行户外活动时一定要注意，不能直接看向阳光强烈的地方。

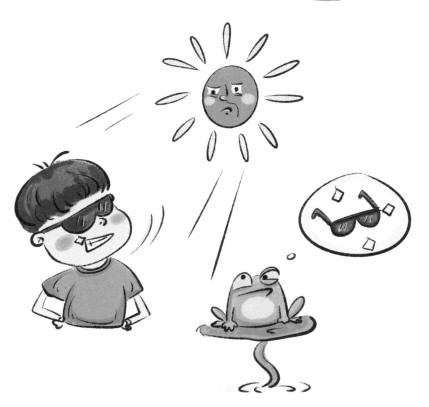

为什么睡觉要枕枕头？

如果睡觉时不垫枕头，那么头的位置就比心脏的位置低，流到头部的血液增多，躺着反倒让我们头昏脑涨了。另外，我们的颈椎有一个向前凸的生理性弯曲，这种弯曲能让颈椎"舒服"地支撑住我们的脑袋，而枕枕头刚好符合颈椎的弯曲。所以睡觉时枕一个合适高度的枕头，能让我们睡得更香。

 枕头的高度最好是在侧卧时与一侧的肩部等高，这种高度会让人觉得很舒服。

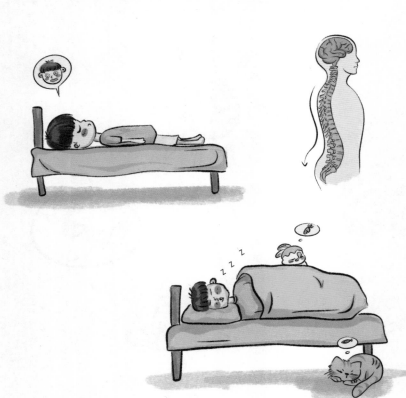

害羞的时候为什么会脸红？

　　当人们感到害羞时，身体会分泌少量的肾上腺素，它能使血管扩张，而我们脸部的皮肤很薄，皮下的毛细血管扩张、血液循环加快时，脸就变红了。

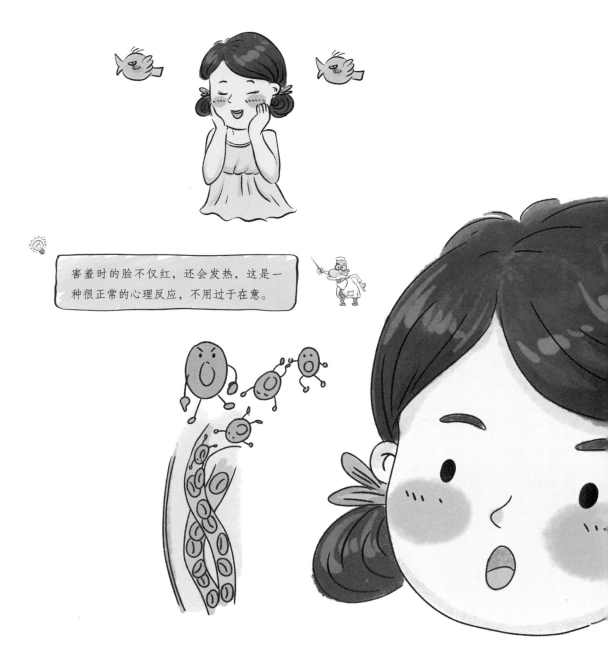

害羞时的脸不仅红，还会发热，这是一种很正常的心理反应，不用过于在意。

为什么有的人天生直发，有的人天生卷发？

　　每根头发都是有发根的，发根在头皮的下面，长在一个叫做毛囊的"小管子"里，直发和卷发便取决于毛囊的形状。如果毛囊是圆的，那么长出来的头发呈圆形，又直又柔顺；如果毛囊是椭圆形，那么长出来的头发呈椭圆形，就像波浪一样；如果毛囊是扁平状的，长出的就是卷发，像羊毛一样。

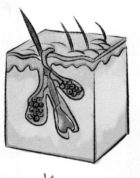

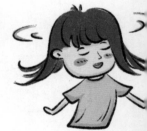

头发里没有神经，所以剪发不会感到疼。

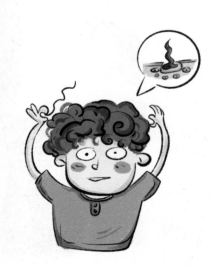

虫牙是被虫子吃过的牙吗？

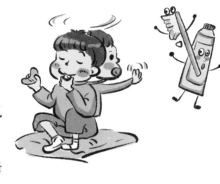

虫牙是细菌的"杰作"。我们吃完食物会有一些残渣留在牙齿上，这时口腔里的细菌便将食物残渣——尤其是糖类分解成酸性物质，使牙釉质腐蚀，时间久了就逐渐形成龋洞，看起来像被虫子钻过一样，所以叫虫牙。其实虫牙和虫子没有任何关系。

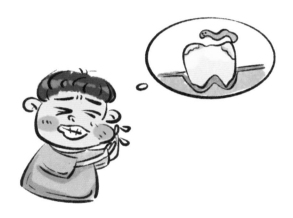

细菌的梦想是所有的孩子都不刷牙，这样它就可以"制作"出更多的"虫牙"了，你要不要帮细菌完成梦想呢？

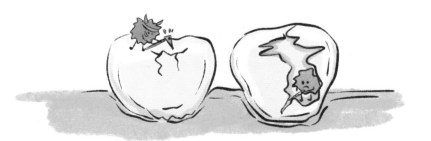

为什么会有人分辨不出颜色？

我们能分辨出不同的颜色，是因为眼球的晶状体让光线在视网膜上聚焦，视网膜上的视锥细胞可以帮助我们辨别颜色。如果视锥细胞出现问题，眼睛就会认错颜色或者分不出颜色了，这就是出现色盲的原因。

红绿色盲是最常见的色盲，就是对红色和绿色分辨不清。除此之外，还有红色盲、绿色盲、蓝黄色盲，甚至还有全色盲。

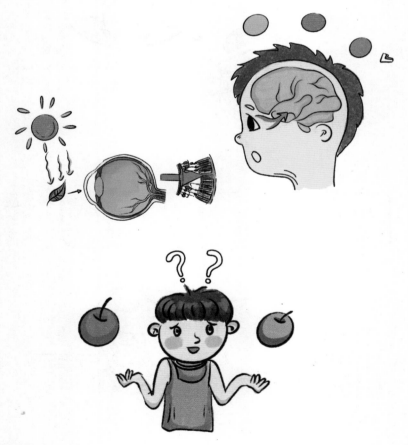

小孩子为什么会掉牙齿？

　　你是不是已经有掉牙的经验了？在你很小的时候，嘴巴里有 20 颗乳牙，当你不断地用牙齿咀嚼食物，乳牙的牙根会变得越来越短，于是开始松动脱落，它们会被更大的恒牙顶掉。等你长成大人，嘴巴里就会有 28—32 颗恒牙了。

日常生活中养成早晚刷牙、餐后漱口的好习惯，能为牙齿的生长提供更好的口腔环境。

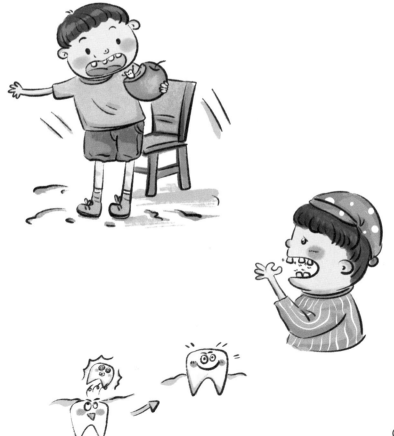

坚硬的牙齿

　　人体最坚硬的部位是牙齿，而牙齿上钙化最彻底、最坚硬的部分就是牙冠的最外层——牙釉质。牙釉质是乳白色半透明的物质，它能方便牙齿撕咬、磨碎食物，同时保护着牙齿内部。虽然牙釉质比较硬，但并不意味着水火不侵。它很怕酸，平常我们喝的碳酸饮料就对牙釉质有着致命的伤害，而食物残渣被细菌分解后也会产生酸性物质，损害牙釉质。现在你应该更加明白，为什么吃完东西后一定要漱口或刷牙了吧？

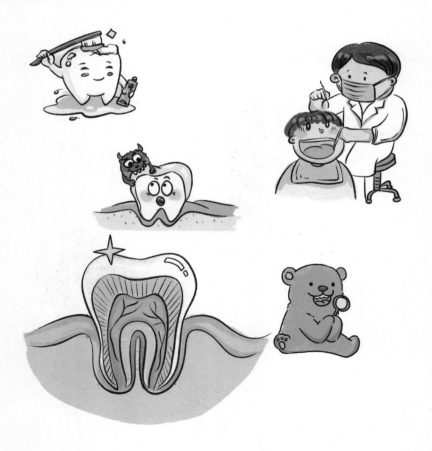

为什么人要长眉毛？

眉毛的作用有很多，比如，可以防止额头上的汗水流进眼睛，让汗水顺着眉毛从脸颊流下去；可以防止头屑等异物掉入眼睛里，甚至还起到遮挡阳光的作用。同时，眉毛也是我们面部表情的组成部分，可以反映人的情绪。

眉毛是人的五官之一。如果没有了眉毛，这个人还是你印象中的样子吗？

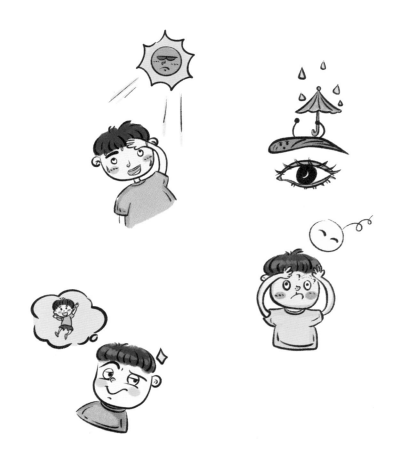

人为什么一定要睡觉？

　　睡眠对人的健康至关重要。人在白天需要记忆很多东西，到了晚上，大脑会对白天的记忆进行整合和清理；睡眠还可以使全身肌肉放松，身体代谢产物也能得到清除。充足的睡眠可以让人保持良好的精神状态和身体状态，如果睡不好觉，会出现疲劳、记忆减退等症状。当睡眠严重不足时，人不仅会变得焦躁，还会出现错觉和幻觉，而且非常容易生病。

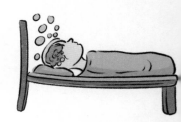

人的一生中平均有 229961 小时的睡眠时间，折算成天数相当于 9582 天，大约 26 年。

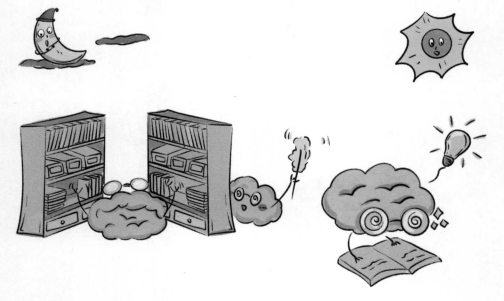

为什么蹲久了再站起来时会有点头晕？

我们从蹲着的状态突然间站起，体位发生了变化，原本集中在下肢的血液在一瞬间难以供应到全身，导致我们瞬间血压不稳，大脑暂时性缺氧和缺血，所以出现了头晕、眼前发黑或眼冒金星的情况。

如果蹲得太久，一定不要立刻站起来，先缓一缓，再慢慢直起腰身。

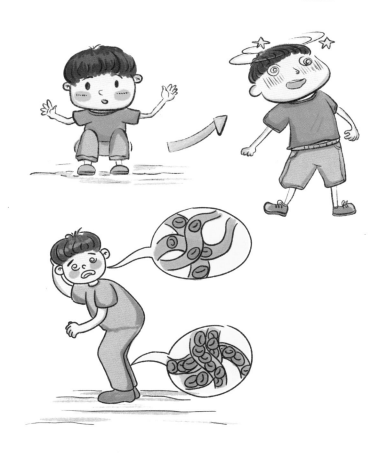

为什么喝酒能把人喝醉？

　　酒里都含有酒精，酒精在人体内不需要经过消化就直接进入血液中遍布全身，它最愿意去的地方就是肝脏和大脑。酒精会抑制大脑中枢的活动，改变人的心情和行为，这就是喝醉的表现。

喝酒有害健康，小朋友不要喝酒，你的身体正处于生长发育阶段，喝酒会损伤脾胃、肝脏，甚至大脑，影响正常发育。

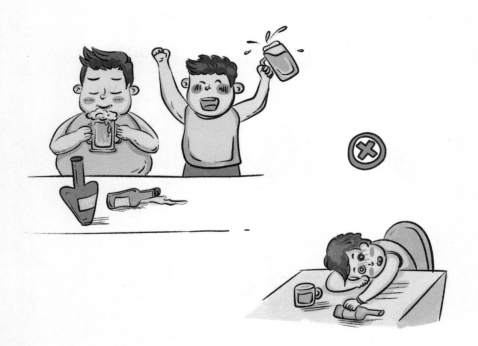

为什么血是红色的？

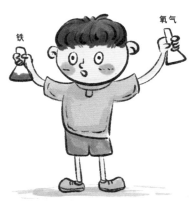

血液呈现红色是因为里面存在红细胞。红细胞的主要成分是血红蛋白，血红蛋白里含有铁原子，铁原子与氧气结合后便呈现为红色。血红蛋白能为人体运送氧气和二氧化碳，当它的含氧量多时呈鲜红色，含氧量少时呈暗红色。

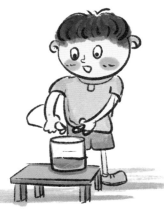

贮存在血液里的铁占全身含铁总量的60%—70%。

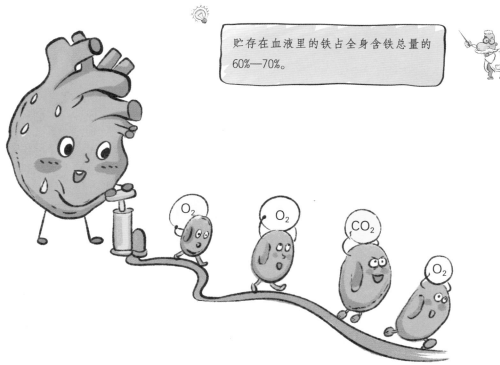

　　胆子大小与胆囊大小没有什么关系。你吃进去的食物在经过十二指肠时，肠黏膜会产生一种叫"缩胆囊素"的激素，它会让胆囊收缩，胆汁被挤到十二指肠，帮助肠道消化。胆囊大小和你的"胆子小"没有任何关系。胆子小通常指胆量小，而胆量是一个心理学术语。

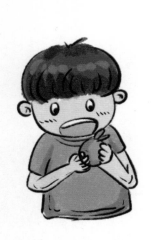

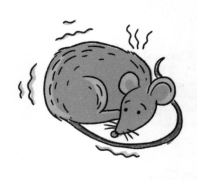

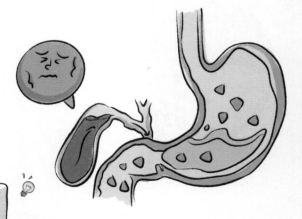

成年人每天分泌的胆汁量为800—1000毫升。

028

肚子上的肚脐眼有什么用？

当你还在妈妈肚子里的时候，必须依靠脐带吸收氧气和各种营养，脐带是连接你和妈妈的纽带。当你从妈妈肚子里出生以后，就不再需要脐带了，所以你出生时，医生会剪断脐带，你肚子上剩下的一小节慢慢自动脱落，最后就形成了一个小肚脐眼。

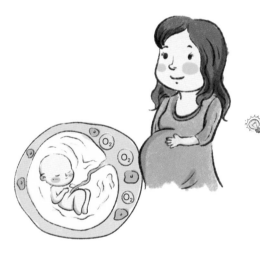

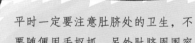
平时一定要注意肚脐处的卫生，不要随便用手抠抓，另外肚脐周围容易受凉，要注意保暖。

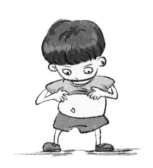

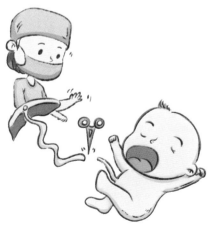

为什么血液分不同的血型？

　　1900 年，一位奥地利的病理学家在研究人体血液时发现，把不同人的血液混合后，有时没有反应，有时则会凝成一团，后来经过进一步的试验和细致观察，他终于发现每个人都有自己特定的血型，于是他把血型分为了 A 型、B 型、AB 型和 O 型。这个发现为人类安全输血提供了保障，推动了人类医学的巨大进步。

血型在出生时已经形成，而且终生不变。

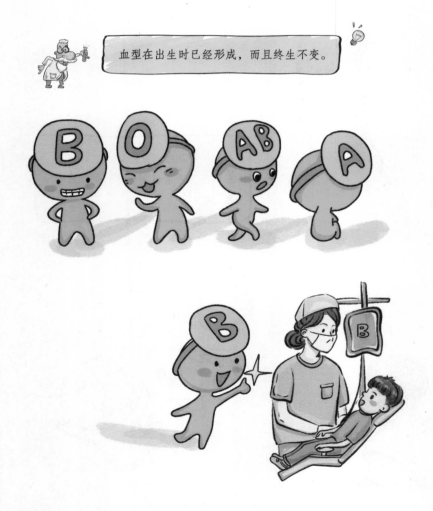

肚子饿了为什么会咕咕叫？

当你觉得很饿的时候，胃里面空空的，没有食物，就会分泌大量胃酸，肠道也开始蠕动，肠胃里的水和空气随之运动并不断被挤压，于是就咕咕作响了。

千万别让肚子"受委屈"，肚子叫的时候就来一顿大餐吧！但切记不要暴饮暴食哦！

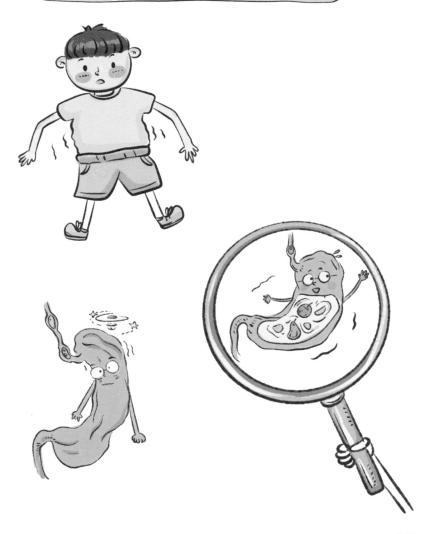

为什么自己胳肢自己不会痒？

这是因为当自己胳肢自己时，小脑会发出信号，告诉大脑不要对这种刺激做出反应，大脑知道这种刺激不会产生威胁，所以就不会产生痒的感觉。但是，当别人胳肢你时，大脑会对外来的刺激立刻做出反应，人就会觉得特别痒了。

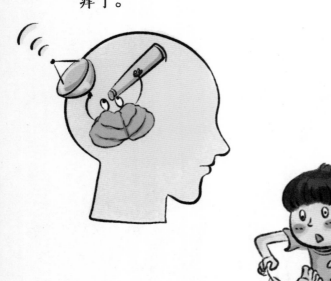

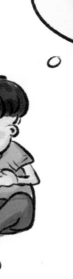

 "痒痒肉"通常在脖子、胳肢窝、脚心、腰等部位，你的"痒痒肉"在哪里呢？

左与右

你知道左脑控制的是身体的右半边，而右脑控制的是身体的左半边吗？

大脑是我们人体神经系统的控制中心，它就像一位总司令，负责掌控全局。只要它一发出指令，神经系统的神经元细胞就像邮递员一样迅速准确地将指令信息传递到身体各处。大脑分为左脑和右脑，中间有一条"深沟"把它分成左右两部分。左脑除了控制右侧身体的感觉和动作，也负责人的理性思维，比如逻辑推理、计算、判断等；右脑除了控制左侧身体的感觉和动作，也负责人的感性思维，比如图像、色彩、情感、想象等。

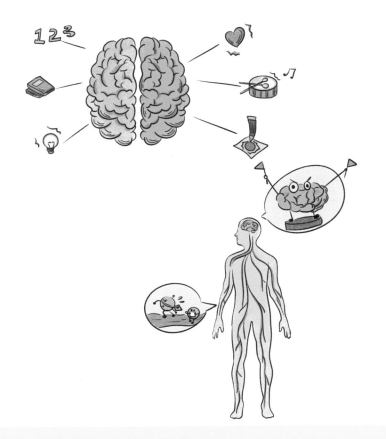

为什么我的心跳比爸爸妈妈的要快？

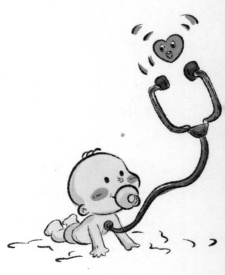

正常成人的心跳每分钟是60—100次，儿童的心跳要比成人快一些，在80—120次的区间内，小婴儿的心跳则更快。这是因为小孩子正处于生长发育期，新陈代谢比较旺盛，所以需要心脏跳动得快些，以保证身体生长有足够的血液供给。

如果你的心跳很快，同时感觉身体很不舒服，就需要去看医生了。

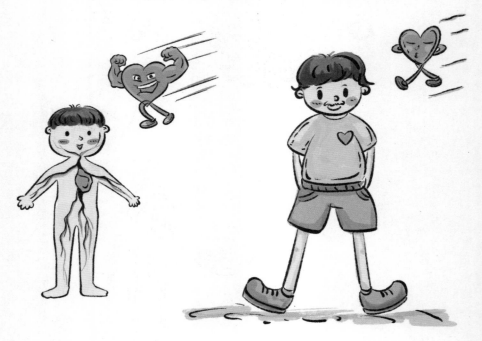

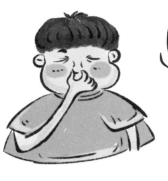

为什么便便会那么臭？

大便有臭味是因为营养物质被分解之后会形成粪臭素、硫化氢等物质，这些物质有轻微的臭味。但如果大便非常臭，可能和你吃的食物有很大的关系。比如，在吃了高营养、蛋白质含量高的食物之后，胃肠系统不能完全吸收，那么产生的大便就会更臭。

大便的性状和气味是身体健康与否的"晴雨表"，能帮助医生判断病情。

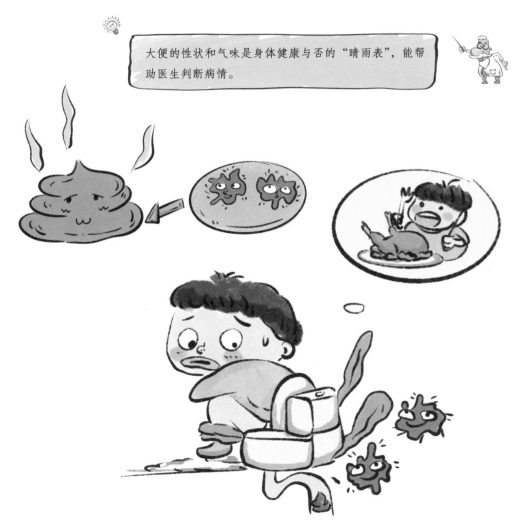

为什么人感冒了会发热？

人体的下丘脑有一个能控制调节体温的区域，它能通过产生热量或者增加散热的方式把体温控制在正常的范围。可是当病毒或细菌进入身体以后，大脑就会马上用升高体温来作为信号，让身体的保护措施立刻启动起来。可以说，发热是人体的一种自我保护机制。

经常锻炼身体，增强体质，可以提高身体免疫力，更好地抵御病菌。

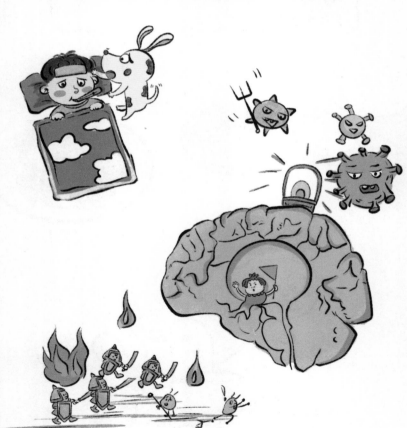

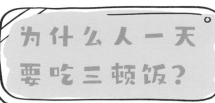

为什么人一天要吃三顿饭？

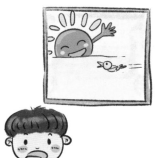

一天吃三顿饭跟胃排空时间有关系。正常情况下，胃排空时间为4—6小时，因此一天要吃早、中、晚三餐。每餐中间间隔4小时左右，更符合作息、工作和生活的规律，也符合肠胃的消化规律。按时吃饭能为身体提供足够的能量。如果一天只吃两顿饭，很可能出现能量不足的情况。

一日之计在于晨，为了保证上午学习和工作的效率，早饭应该吃得更有营养。

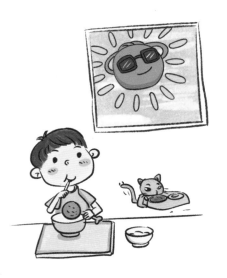

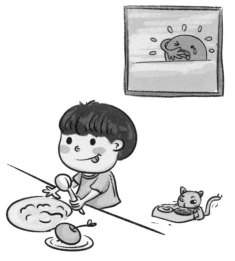

为什么妈妈要求我不挑食？

身体的生长发育需要各种各样的营养，而单一的食物不能给身体提供足够的营养，也不能满足营养多样性这一需求。比如，肉类食物含有更丰富的蛋白质、脂肪等，蔬菜和水果含有更丰富的维生素、矿物质等。而且不同的肉类、蔬菜和水果，营养成分和含量也都不相同。如果挑食，你摄入的营养就不均衡，会影响身体的生长和发育。

除了导致你过敏的食物以外，不要再拒绝其他健康食物为你提供营养啦！

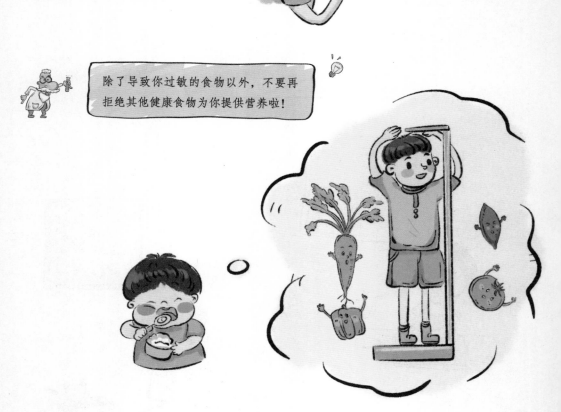

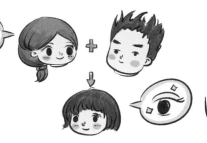

为什么我长得和爸爸妈妈很像？

因为你遗传了爸爸和妈妈两人的基因。基因里储藏了大量的遗传信息，如果你的眼睛像妈妈，说明眼睛遗传了妈妈的基因；如果你的耳朵像爸爸，说明耳朵遗传了爸爸的基因。不仅如此，你的身高、肤色、头发等，都遗传了父母的基因。

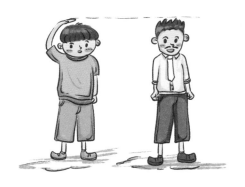

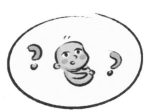

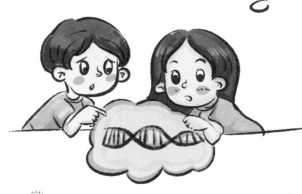

人的性格也会遗传，但是也受后天成长环境的影响。

　　这是个有趣的过程。食物先进入嘴巴，通过咀嚼弄碎，被唾液初步分解，接着通过食管进入胃，继续消化分解，然后到达小肠，在肠道里被进一步消化，营养物质被吸收，不能吸收的其他物质则变成粪便，最终被身体排了出去。

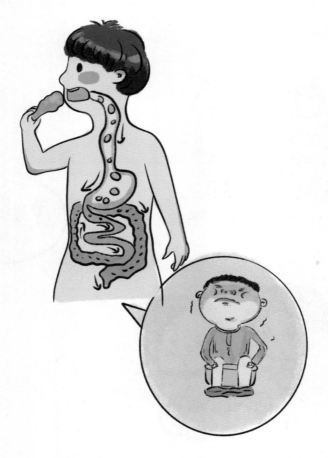

吃东西的时候应该细嚼慢咽，这样可以更好地促进食物的消化和吸收，减轻肠胃负担。

从医学上来说，心脏的主要功能是泵血，也就是为血液在全身的流动提供动力，并没有思考的功能。负责思考的器官是大脑。因为思考的生理反应和过程，其实是外界信息在神经中的传替和停留，所以，说"用脑思考"比"用心思考"更科学。老师说"用心"的意思其实是集中注意力、专注思考。

虽然心脏不能思考，但是大脑的思考和情绪的变化会引起心脏的不同反应。

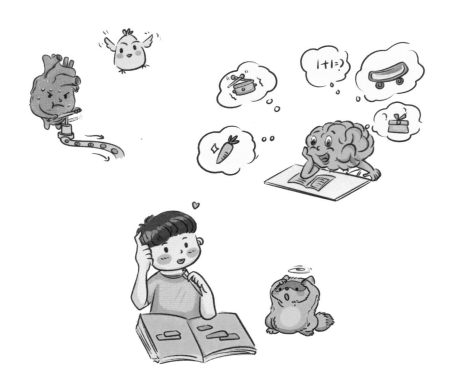

为什么指纹可以做密码锁？

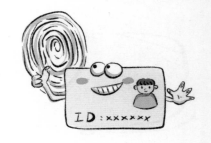

因为每个人的指纹都不一样，都是独一无二的，双胞胎的指纹也不同。你的指纹是当你还在妈妈肚子里的时候就已经开始形成了。小朋友的身体在不断生长发育，这个过程中，指纹会随着手的生长而有细微的增粗和拉伸，但指纹的形状不会改变，所以人们可以通过指纹来鉴别身份。指纹密码锁就是这样发明的。

指纹相同的概率非常小，现有的指纹库里面还没有出现过相同的指纹。

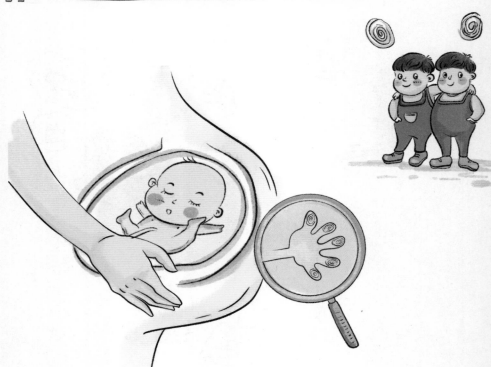

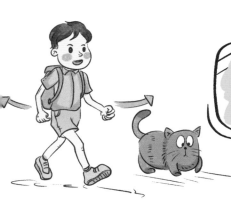

为什么人走路时要摆动双臂？

这种姿势主要是为了降低身体的晃动幅度，有助于身体的协调，保持身体平衡，减少体能消耗。也有科学家经过细致观察和研究后提出了其他看法，认为摆动双臂这个动作会由肩部传到头部，利于校正头的位置。还有科学家认为，走路时摆动双臂体现了人演变过程中残留的动物习性。

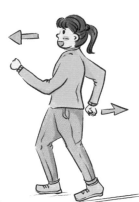

你也可以试试同手同脚走路，或者完全不晃动手臂走路，哪一种方式更让人感觉舒服呢？

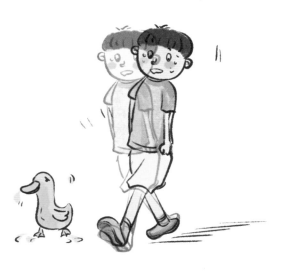

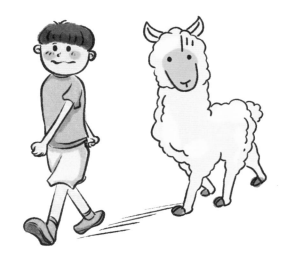

变化的身高

　　如果你在早晨刚起床时立刻量身高，身高与昨天晚上相比大约增加 0.5 厘米。这是因为人的脊椎富有弹性，它会随着压力的变化而不同。白天经过一天的站立，脊椎受压变短了一些，身高就低了；晚上躺在床上睡觉时，脊椎不用再支撑身体重量而恢复了原状，所以早上人就"长高"了。同样的道理，宇航员在太空中时，脊椎不再受地球引力的影响被挤压，身高也会更高。直到回到地球后，经过几个月的恢复，他们的身高又会恢复原样。

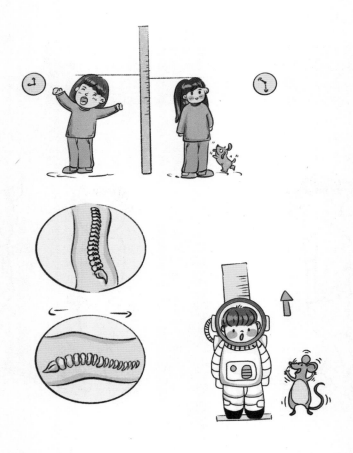

为什么剪指甲的时候不会感觉疼？

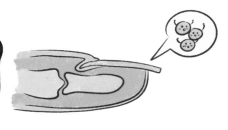

　　这是因为指甲长出甲床的部分没有神经分布。人体凡是有神经的地方，一旦受到外界刺激，神经末梢就会马上报告给大脑，大脑便发出疼或痒的指令。指甲是由角质蛋白构成的，里面不含有神经和血管。所以当指甲受损时，没有收到信息的大脑不会做出任何指令，我们也就不会感到疼了。

剪指甲是一种好习惯，但是注意不要剪得太短，因为它能保护你的手指和脚趾末端，还可以帮你撕东西、挠痒痒呢。

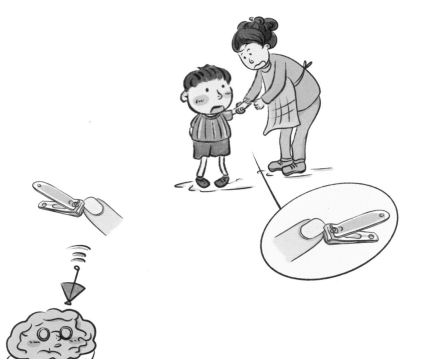

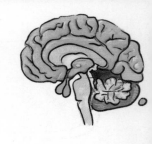

为什么妈妈说晚上早点睡觉能让我长得更高？

人脑垂体分泌的生长激素对长个儿起到非常重要的作用。而生长激素晚上比白天分泌得更多，一般在晚上11点到凌晨1点达到分泌高峰，但分泌的前提是进入深度睡眠。所以，妈妈的说法是非常有道理的。

睡前一个小时喝杯热牛奶，除了能补钙，还可以提高睡眠质量，帮助你长高。

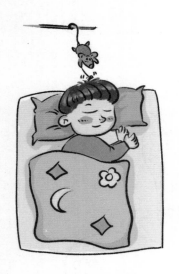

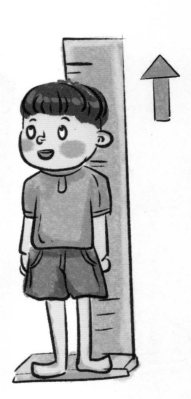

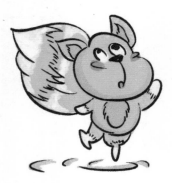

运动后为什么会感觉肌肉酸痛？

我们在运动的时候，每个动作都是靠肌肉收缩来完成的。不经常运动的人或者突然剧烈运动的人，肌肉在收缩过程中产生大量的乳酸，乳酸刺激肌肉的神经，就会觉得肌肉酸痛了。不过这种情况通过充分休息就能缓解。

如果你不想肌肉酸痛，可以在刚开始运动的时候量小一些，等到身体适应以后再逐步增加运动量。

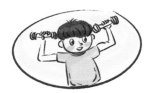

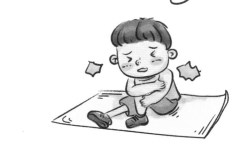

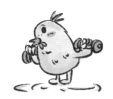

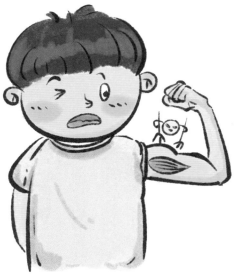

为什么世界上的人有不同肤色？

　　人类皮肤的颜色是进化过程中为了适应自然环境而形成的。皮肤中有一种黑色素，它的含量决定了皮肤的颜色。黑色素越多，皮肤颜色就越深；黑色素越少，皮肤颜色就越浅。黑色素的含量跟周围环境有很大关系，比如，在很少受到烈日暴晒的高寒地区的人们，身体里的黑色素相对少，皮肤就偏白；赤道附近的人因为经常受强烈日光的照射，皮肤会产生大量黑色素，肤色就会更黑。

黑色素存在于人体表皮最下面一层，能阻挡阳光中对人体有害的紫外线，保护皮肤。

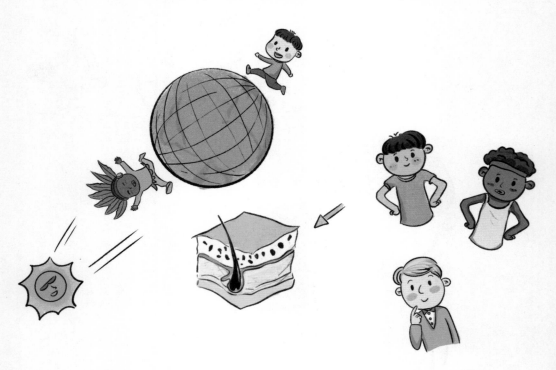

为什么洗了热水澡以后皮肤会变红？

我们的皮肤比较薄，热水会刺激皮肤，促进毛细血管扩张，加快血液循环，所以洗过热水澡之后，我们的皮肤就呈现微微的红色。洗热水澡有不少好处，它能加速新陈代谢，促进身体排汗，平时堵塞在毛孔里的污垢也更容易清洗掉。

洗热水澡的时候要注意水温，过高的水温会烫伤皮肤。

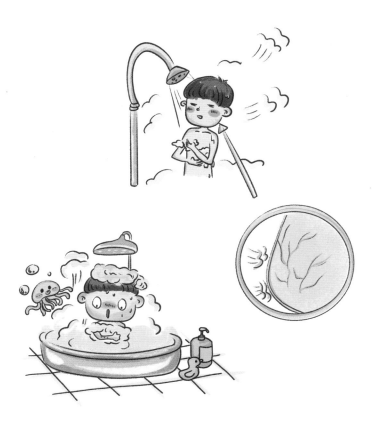

为什么天气热了会出汗？

当皮肤温度高于四周的温度时，你会觉得凉爽，甚至觉得冷；而当天气很热，环境温度高于皮肤温度的时候，你就会觉得热得不舒服，此时，身体会以出汗的方式释放热量，为自己降温。

出汗之后记得要及时补充水分，多喝水哦。

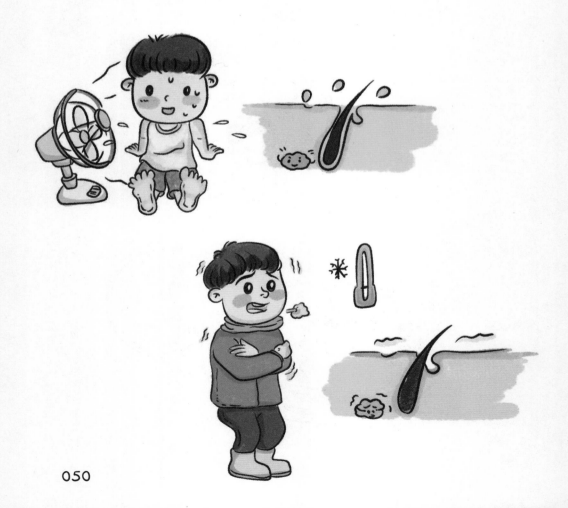

为什么冷的时候身上会起鸡皮疙瘩？

　　皮肤受到冷的刺激时，大脑会立即发出指令，让汗毛下面的立毛肌收缩，于是汗毛也直立起来了。这时，皮肤由于汗毛直立受到拉扯，便会形成小山丘一样的凸起，它们就像加固的墙壁，能够减少体内热量的散发。

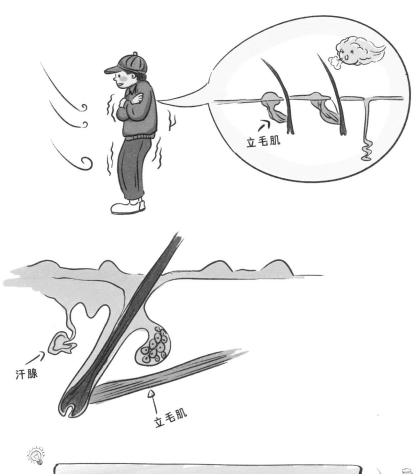

立毛肌

汗腺

立毛肌

只要身体暖和了，皮肤上的鸡皮疙瘩就会渐渐消失。

为什么人的身上会长痣？

　　人身上长的痣一般是色素痣。痣是我们皮肤的表皮、真皮内黑色素细胞增多引起的现象。有的痣是生下来就有的，有的则是后天长出来的，受遗传、内分泌、紫外线照射等因素的影响。

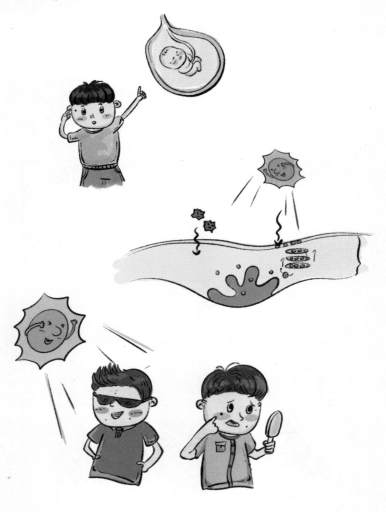

 看看你身上有几颗痣，它们也是构成我们外貌特征的一部分。

052

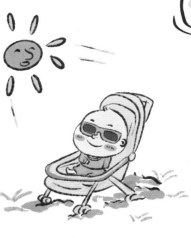

为什么人必须晒太阳？

适度的阳光照射对人体有很多好处。当人体与阳光接触时，能促进皮肤中维生素D的合成，有利于钙、磷的吸收，从而增进骨骼的生长和强健。适度的阳光照射还可以增强人体对病毒的抵抗力，当然，还能让人拥有好心情。

晒太阳要选择合适的时段，一般建议上午9—10点，下午4—5点晒太阳。

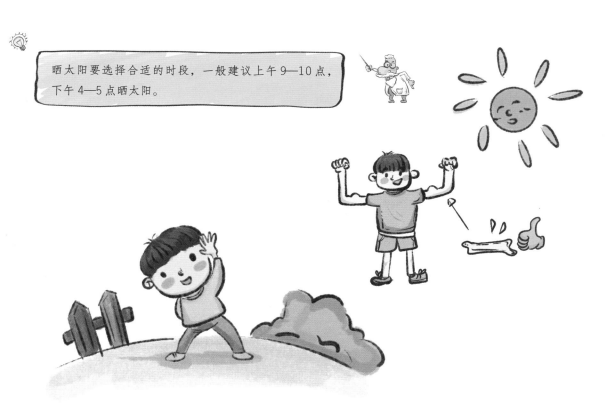

为什么被蚊子叮了皮肤会又红又痒？

蚊子在叮咬皮肤的时候，会把极少量的唾液注入皮肤内，它的唾液会激起人体细胞发生反应，产生过敏和炎症，于是皮肤就变得又红又痒了。

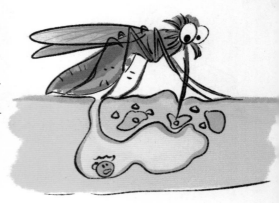

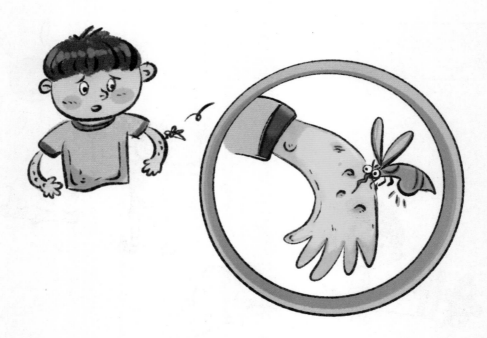

被蚊子叮了之后不要用手抓挠，否则很容易抓破皮肤，导致感染。

失灵的大力士

　　你有没有发现这样一种现象？你能够比较轻松地抱起重量不算太轻的小弟弟或小妹妹，可是如果你想抱起同样重量的大箱子，却变得非常困难。这是因为被你抱起的人会配合你的动作不断调整自己的姿势，这样你们就会稳定在重力的中心位置，让你能更好地掌握力度，从而比较轻松地把他抱起来。可是箱子这类东西可不会配合你，你只好依靠蛮力去抬，这样就会让事情变得非常困难了。

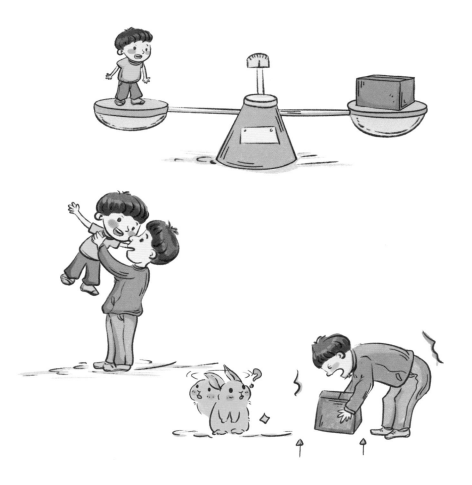

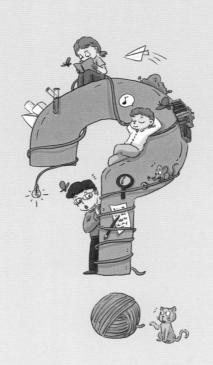

儿童趣味
成长大百科

·不可思议的历史·

凌 云 ◎ 主编　沙棠文创社 ◎ 绘

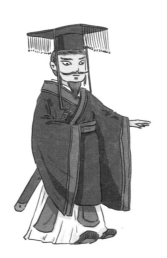

黑龙江科学技术出版社
HEILONGJIANG SCIENCE AND TECHNOLOGY PRESS

图书在版编目（CIP）数据

儿童趣味成长大百科．不可思议的历史 / 凌云主编；沙棠文创社绘 ．—— 哈尔滨：黑龙江科学技术出版社，2023.6

ISBN 978-7-5719-1924-5

Ⅰ.①儿… Ⅱ.①凌…②沙… Ⅲ.①科学知识–儿童读物②世界史–儿童读物 Ⅳ.①Z228.1②K109

中国国家版本馆 CIP 数据核字 (2023) 第 098946 号

儿童趣味成长大百科．不可思议的历史
ERTONG QUWEI CHENGZHANG DA BAIKE. BUKE–SIYI DE LISHI

凌 云　主编　　沙棠文创社　绘

策划编辑	沈福威　顾天歌
责任编辑	回　博
排版设计	常　亭
封面设计	天下书装
出　　版	黑龙江科学技术出版社
	地址：哈尔滨市南岗区公安街 70-2 号　邮编：150007
	电话：（0451）53642106　网址：www.lkcbs.cn
发　　行	全国新华书店
印　　刷	北京盛通印刷股份有限公司
开　　本	710 mm × 1000 mm　1/16
印　　张	4
字　　数	40 千字
版　　次	2023 年 6 月第 1 版
印　　次	2023 年 6 月第 1 次印刷
书　　号	ISBN 978-7-5719-1924-5
定　　价	120.00 元（全 6 册）

目录

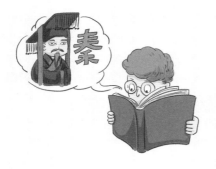

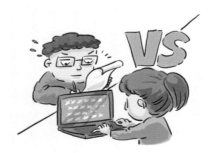

为什么猿人露西被称为"人类的祖母"？

　　露西（Lucy）是一具发现于东非的古人类化石标本。1974年，考古学者在埃塞俄比亚发现了她，当时现场有人正在播放一首歌词中带有"露西"的流行歌曲，于是这具骨骼被命名为"露西"。经研究，露西为女性，生活的年代约在320万年前，被认为是第一个直立行走的人类，是所知人类的最早祖先，因此被称为"人类的祖母"。

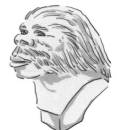

中国境内发现的最早的原始人化石是元谋人，距今约170万年。

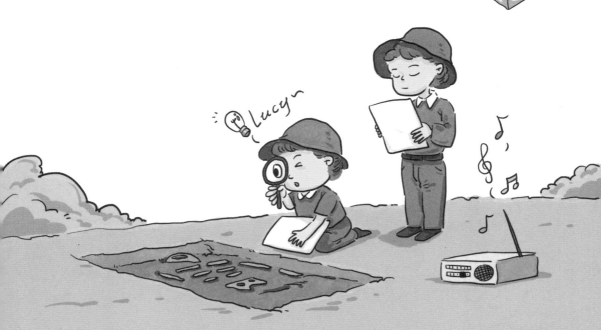

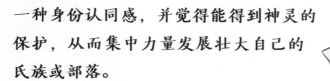

原始人为什么有图腾崇拜?

　　图腾是原始人认为跟自己有血缘关系、可以崇拜并用作部族标志的某种动物或自然物的图案。原始人往往以氏族或部落为集体，规模小、力量弱，他们必须团结起来才能对付敌人和野兽，而图腾能让部落里的人有一种身份认同感，并觉得能得到神灵的保护，从而集中力量发展壮大自己的氏族或部落。

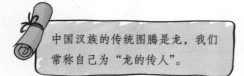

中国汉族的传统图腾是龙，我们常称自己为"龙的传人"。

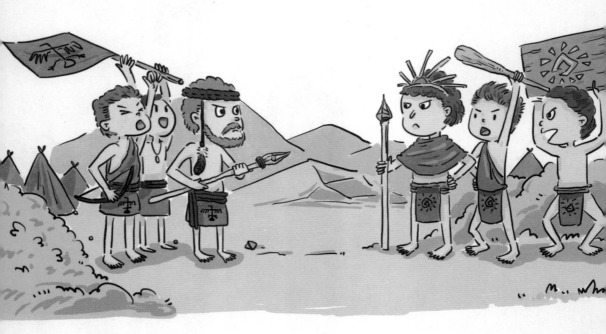

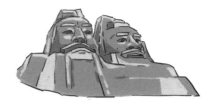

为什么中国人要称自己为"炎黄子孙"？

"炎"指炎帝，"黄"指黄帝。炎帝和黄帝原本出自同一个部落，后来成为不同部落的首领，炎帝与黄帝曾联合在一起打败了蚩尤部落。两部落争斗多年，在阪泉之战中，黄帝打败了炎帝，两个部落逐渐融合成华夏族。后人与炎帝、黄帝的血缘一脉相承，因此称自己为"炎黄子孙"。

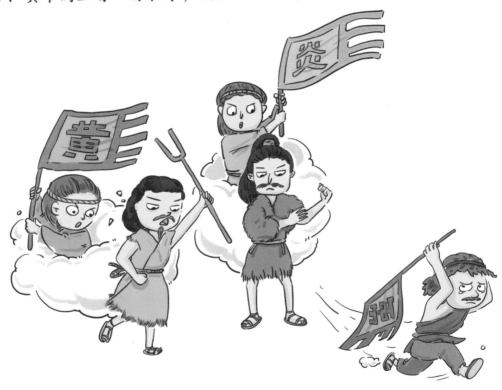

炎帝和黄帝也是中国文化、技术的始祖，传说他们以及他们的臣子、后代创造了上古几乎所有重要的发明。

为什么商朝人要在乌龟壳上刻字？

　　商朝人在龟壳上刻字主要是为了占卜。商朝人非常崇拜神灵，凡事都要占卜，听取神灵的意见。他们把需要占卜的事情用文字刻在龟壳上，然后用火烧，通过观察龟壳的裂纹来判断吉凶。乌龟壳比较坚硬，不易损坏，方便保存，所以能够流传至今。

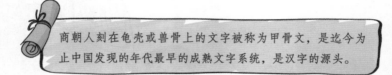

　　商朝人刻在龟壳或兽骨上的文字被称为甲骨文，是迄今为止中国发现的年代最早的成熟文字系统，是汉字的源头。

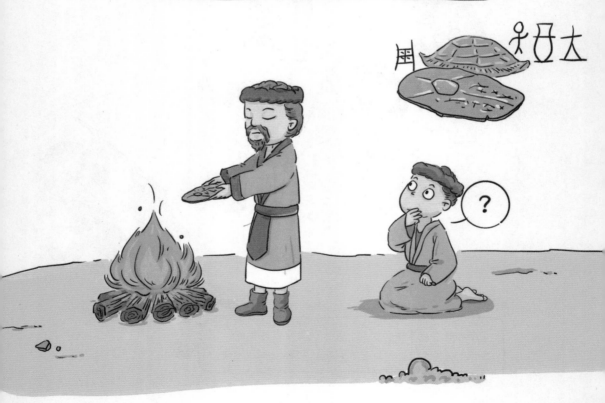

古代的鼎是做什么用的？

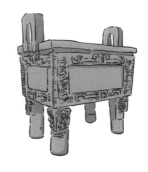

　　鼎原本是煮食物用的一种锅，上面的"大肚子"用来装食物，下面的腿架起来方便烧柴火。随着青铜冶炼技术的提高，商周时期制作了体型巨大的青铜鼎，作为祭祀时使用的礼器，后来鼎逐渐成为君主权力的象征。

商代的后母戊鼎是世界上现存最大的青铜器。

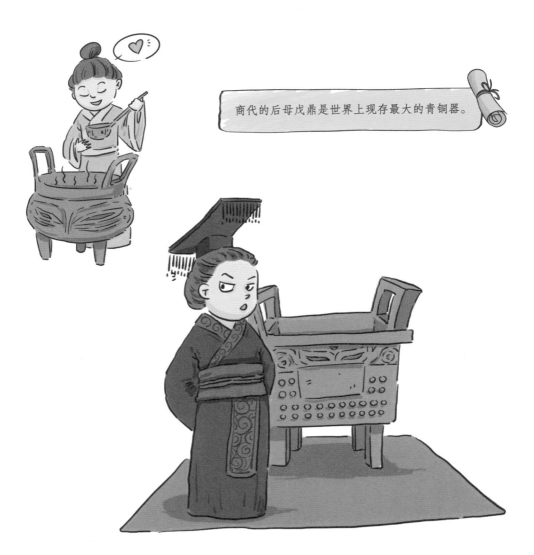

为什么孔子会讨厌紫色？

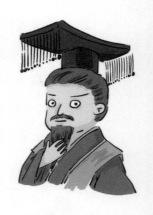

孔子推崇周朝的礼法，而在周礼中，"朱"（大红色）是正色，带有神圣高贵的含义，其他颜色被认为是杂色。孔子的时代审美开始多样化，当时的君主偏爱穿紫色的衣服，于是全国掀起了穿紫色衣服的潮流，使得紫色衣服供不应求，价格大涨。孔子认为这是对礼仪制度的践踏，而且劳民伤财，所以他说"恶紫之夺朱"。

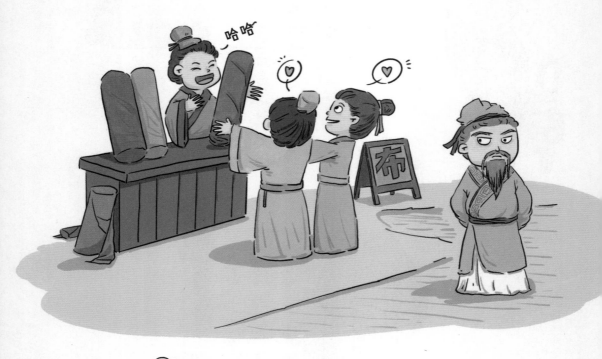

孔子说："恶紫之夺朱也，恶郑声之乱雅乐也，恶利口之覆邦家者。"所以孔子讨厌三件事：用紫色顶替红色，用郑国的音乐扰乱雅乐，以巧言善辩的嘴巴来倾覆国家的人。

为什么《论语》的作者不是孔子？

《论语》成书于战国前期，是孔子的弟子以及再传弟子记录孔子和他的弟子言行的书，全书共20篇492章，以对话为主，叙事为辅。《论语》的成书时间是在孔子去世后，所以作者不可能是孔子。

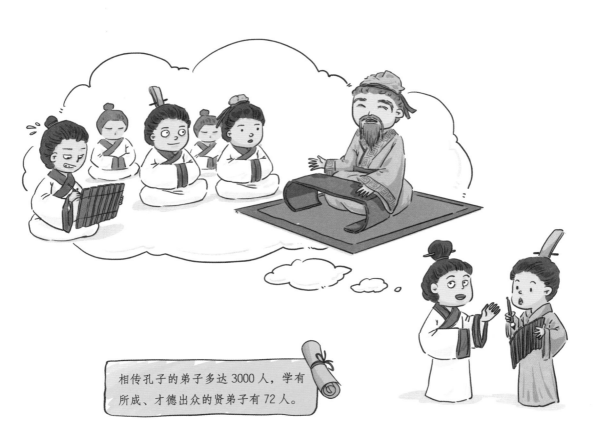

相传孔子的弟子多达3000人，学有所成、才德出众的贤弟子有72人。

为什么秦始皇被称为"千古第一帝"？

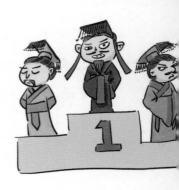

秦始皇被称为始皇帝，意思是第一个皇帝，他建立了中国历史上第一个统一的、多民族的专制主义中央集权制国家——秦朝，奠定了中国2000多年政治制度的基本格局，对中国历史产生了深远影响，功绩伟大，因此被称为"千古第一帝"。

"皇帝"本来是三皇五帝的统称，秦始皇认为自己"德兼三皇，功高五帝"，于是称自己为"皇帝"。

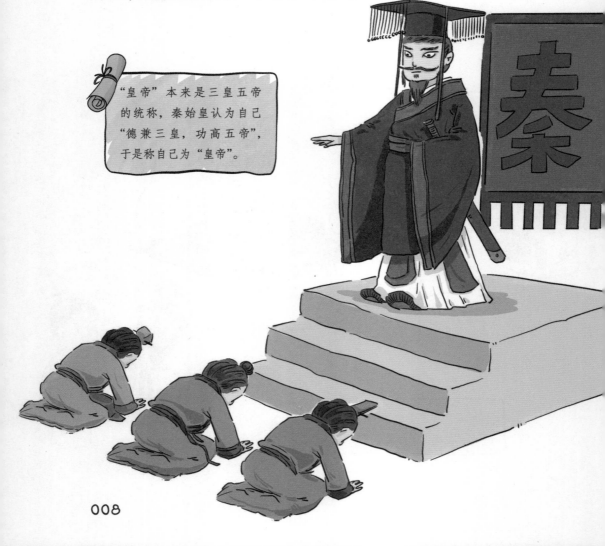

秦始皇为什么要制作兵马俑？

　　兵马俑是秦始皇的殉葬品。古人相信人死以后会去另一个世界，兵马俑按照 1∶1 的比例制成战车、战马和士兵形状，是为了让生前英雄一世的秦始皇去了另一个世界后，还能够统领兵马、征战四方。兵马俑模拟军阵排列，分工明确，生动展现了秦军雄兵百万、战车千乘的威猛气势。

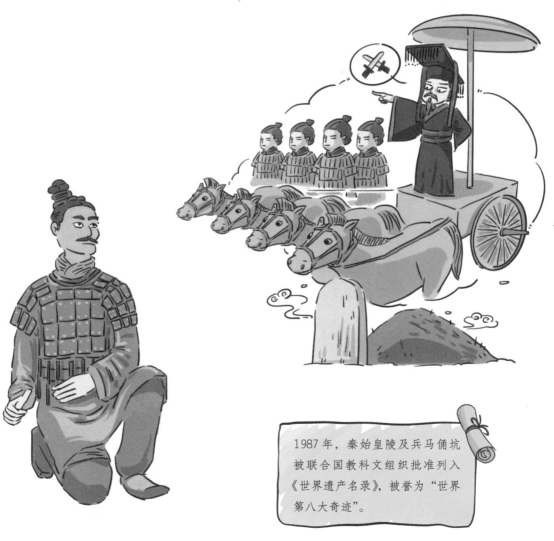

1987 年，秦始皇陵及兵马俑坑被联合国教科文组织批准列入《世界遗产名录》，被誉为"世界第八大奇迹"。

"丝绸之路"是为了买卖丝绸修建的路吗?

　　陆上丝绸之路起源于西汉,当时汉武帝派张骞出使西域,开辟了以长安(今西安)为起点,经甘肃、新疆,到中亚、西亚,并连接地中海各国的陆上通道。开辟丝绸之路一方面是为了联合西域的大月氏夹击匈奴,另一方面是为了加强与西域各国的贸易。中国商人所携带的商品主要是丝绸,另外还有马匹、茶叶、香料、玉器、瓷器,等等。

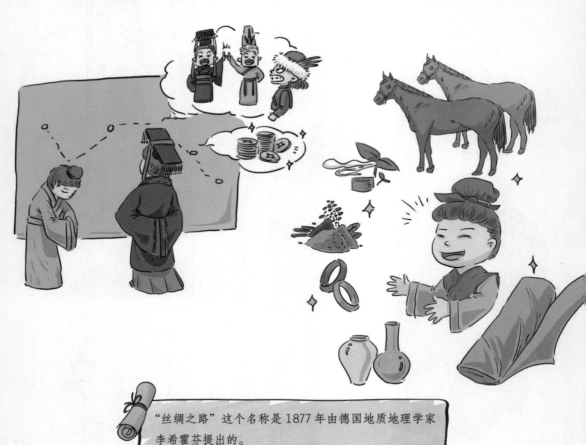

　　"丝绸之路"这个名称是 1877 年由德国地质地理学家李希霍芬提出的。

中国的英文为什么是 "China"？

中国的英文 "China"，它的出现不晚于辽朝、金朝、宋朝，不早于先秦，大致出现在隋唐时期。China 的由来众说纷纭，有人认为是因为瓷器，有人认为是因为丝绸，也有人认为是因为茶叶，而目前流行最广泛、支持者最多的说法是 "China" 一词源于古印度梵文里中国秦朝的发音。

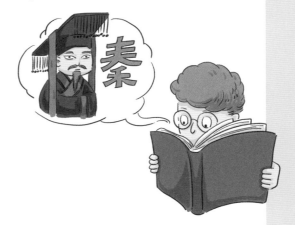

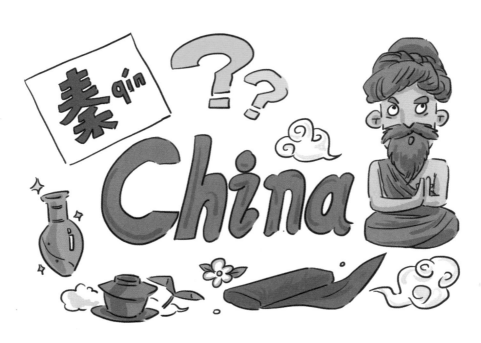

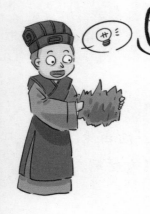

造纸术是蔡伦发明的吗？

蔡伦是东汉人，而我国在西汉时期就已经有造纸术了，只不过那时的纸比较粗糙，不方便书写，直到东汉时蔡伦改进了造纸术，纸变得轻便好用，价格还很便宜，于是逐渐普及开来。蔡伦改进的纸也被称为"蔡侯纸"。

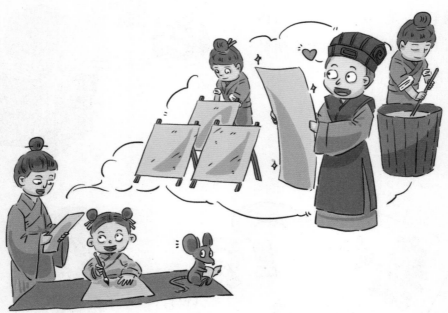

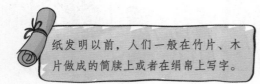

纸发明以前，人们一般在竹片、木片做成的简牍上或者在绢帛上写字。

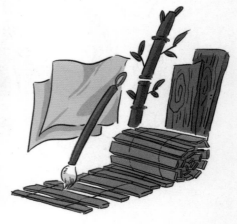

古时候的人写错了字怎么修改呢？

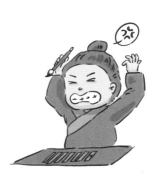

在纸张发明之前，人们大多将文字写在竹简上，如果写错了，可以用小刀刮掉。在纸张发明之后，人们可以用纸贴（类似现在的改正贴）覆盖、铅粉涂抹来修改。如果用的是黄纸，则可以涂抹雌黄来让写错的字迹消失。当然，最简单、最普遍的做法还是直接划掉啦。

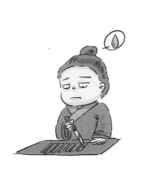

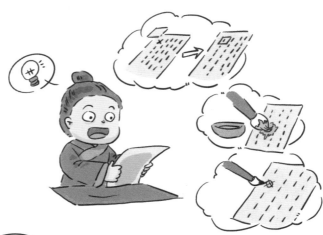

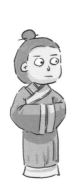

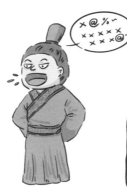

成语"信口雌黄"，指的是说话随心所欲、胡言乱语，随便更改自己说过的话，仿佛嘴巴自带了"雌黄涂改液"。

张衡发明的地动仪上有几条龙？

东汉科学家张衡设计的地动仪是世界最早的地震仪，上面一共有八条龙。地动仪是铜铸的，形状像一个酒樽，四周有八个龙头，分别朝着东、南、西、北、东南、西南、东北、西北，每个方位上的龙头都含龙珠，龙头的下方各有一只蟾蜍。哪个方向有地震发生，该方向龙头所含的龙珠就会落到蟾蜍口中，由此便测出发生地震的方向。

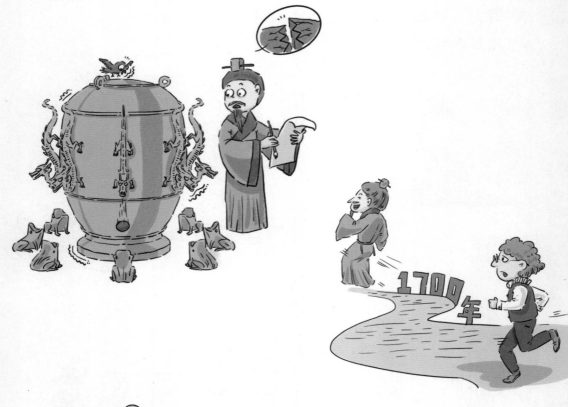

张衡发明的地动仪比西方国家用仪器记录地震的历史早了1700多年。

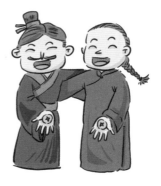

为什么古代的铜钱大多是外圆内方的形状？

方孔钱最早始于秦朝，一直通行到清朝末年。铜钱做成外圆内方的形状主要有几个原因：首先是铸造技术的需要，铜化成铜水浇进铸钱的模具里，冷却后要用锉刀将边缘修锉整齐。工匠把钱币中间开孔，将几十枚钱币穿进方形棍子上固定，钱就不会来回转动，提高了工作效率；其次，人们可以把铜钱穿起来缠在腰间，既方便携带又很安全。另外，也有人认为"外圆内方"体现了中国古人的世界观与哲学思想。

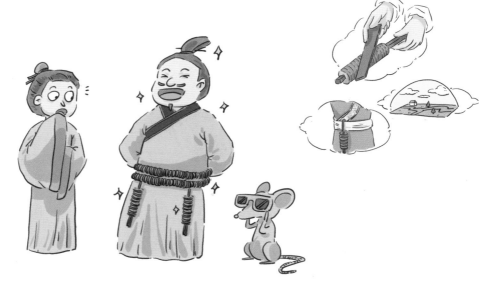

古时候把一千枚铜钱穿在一起就是"一贯"，成语"腰缠万贯"用来比喻钱财很多，真是十分恰当呢。

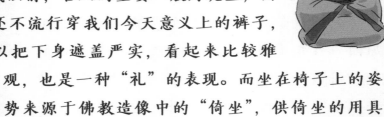

为什么中国在唐代以前没有椅子？

唐代以前，古人的坐姿一般为跪坐，因为那时还不流行穿我们今天意义上的裤子，跪坐可以把下身遮盖严实，看起来比较雅观，也是一种"礼"的表现。而坐在椅子上的姿势来源于佛教造像中的"倚坐"，供倚坐的用具便叫"倚子"。唐代时由于佛教流行，椅子便慢慢被人们接受了。

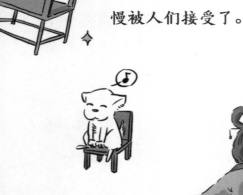

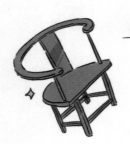

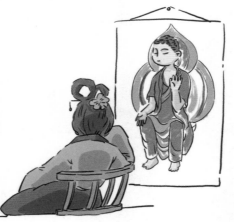

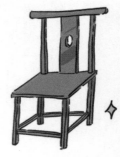

唐代虽然出现了椅子，但还没有在民间流行，而宋代椅子则出现了靠背椅、圈椅、扶手椅等各种各样的形式，在民间也更加普及了。

中国历史上第一位女皇帝真的是武则天吗？

其实中国历史上第一位女皇帝并不是武则天，而是北魏殇帝元姑娘。她是北魏孝明帝的女儿，比武则天早了一百多年。不过，当时元姑娘还是个婴儿，而且是被当时的太后对外宣称为男孩继位的，结果只当了一天皇帝就被废。而唐朝的武则天是中国历史上唯一一位受到史学家和大众认可的女皇帝，她在位15年，功绩显著。

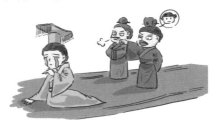

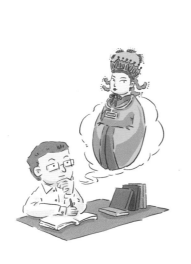

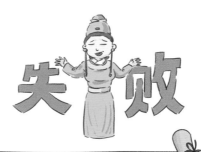

失败

唐代还有一位"女皇帝"叫陈硕真，比武则天早37年称帝，她带领农民起义并建立政权，自称"文佳皇帝"，但很快就失败了。

历史上有唐僧这个人吗？他真的去过西天取经吗？

在中国历史上，唐僧确有其人，他就是唐代的玄奘法师。玄奘本名陈祎，是河南洛阳人。他的确去"西天"取过经，只不过"西天"指的是天竺——当时的古印度。玄奘取经回国后，将自己一路西行的所见所闻口述，由辩机编撰成了《大唐西域记》。不过，玄奘去天竺取经时并没有孙悟空、猪八戒和沙僧陪同。

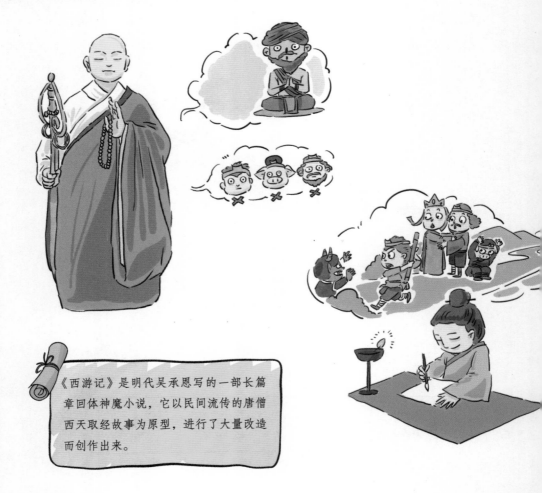

《西游记》是明代吴承恩写的一部长篇章回体神魔小说，它以民间流传的唐僧西天取经故事为原型，进行了大量改造而创作出来。

唐三彩只有三种颜色吗？

唐三彩全名唐代三彩釉陶器，是在汉代铅釉陶的基础上发展而来的。它虽然被称为"三彩"，但并非只有三种颜色。在古代，"三"往往代表"多"的意思，唐三彩以黄、白、绿三种颜色最为常见，但实际上还有许多其他颜色，如褐色、蓝色、黑色等。

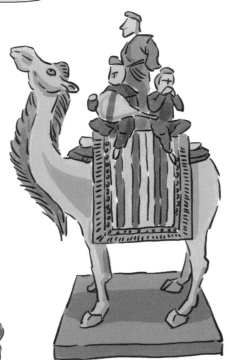

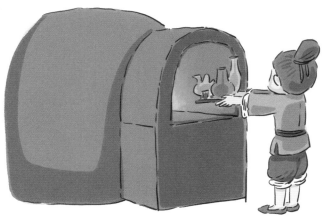

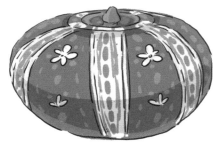

洛阳是唐三彩出土最早、最多的地方。

为什么唐朝的审美这么独特？

唐朝是一个自由开放、包容性强的朝代，与世界各地贸易往来频繁，对外来民族一视同仁，唐朝人的思想和眼界开阔，不局限于传统，对不同文化和审美兼收并蓄。唐代的审美反映了当时的中国富强进取的大国风范。

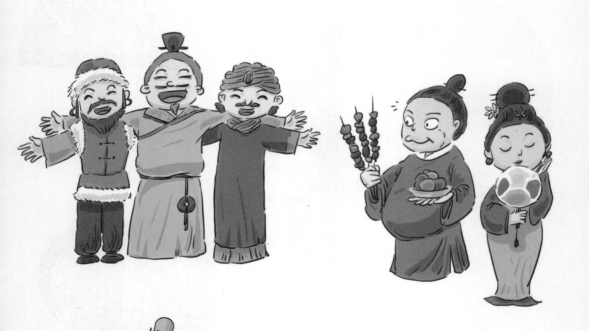

"以胖为美"也是唐代人独特审美的集中体现。

包拯为什么被称为"包青天"？他额头上真的有个月亮吗？

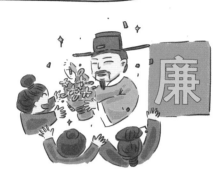

包拯是一位北宋官员，他办案廉洁公正、铁面无私、英明决断，敢于替百姓申不平。而青天代表朗朗乾坤，可以明察秋毫，因此深受老百姓爱戴的包拯被尊称为"包青天"。不过包拯额头上有月亮的说法只存在于小说、传说和影视剧里，历史上的包拯额头上并没有月亮。

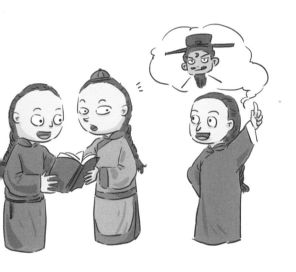

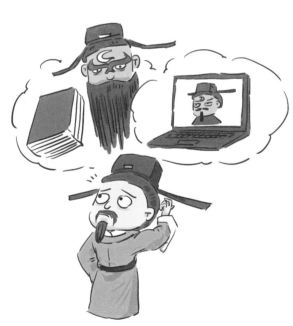

清代小说《三侠五义》将包拯的形象刻画得最为饱满，使包拯的故事在民间广为流传。

中国古代四大美人

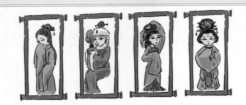

中国古代四大美人是春秋战国时期的西施、西汉的王昭君、东汉的貂蝉和唐代的杨玉环。这四人享有"沉鱼落雁之容，闭月羞花之貌"的美誉。试试看，你能不能把下面的故事与美人的姓名对号入座？

越国的一个美人在河边浣纱时，鱼儿看见倒影忘记了游水，渐渐地沉到河底。

美人告别故土北去，坐在马上拨动琴弦，奏起离别之曲。大雁见状忘记摆动翅膀跌落而下。

美人在亭子里焚香，对着月亮祈祷，月里嫦娥自愧不如，匆匆隐入云中。

美人在后宫游园，看到鲜花盛开的美景，禁不住抚花感叹，而花却害羞似的缩了起来。

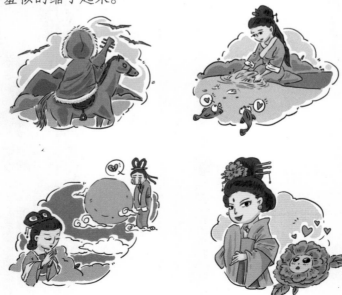

明朝时郑和七次下西洋都去了哪里？

　　1405 年到 1433 年间，郑和率领明朝的船队从江苏海港出发，一路向南，先后访问了 30 多个国家和地区，其航海规模之大、足迹之广，堪称世界帆船航海史上的壮举。郑和前三次下西洋主要去了中国南海和印度洋东海域，第四次开始远航到印度洋西海域、阿拉伯海，最远到达东非和红海。

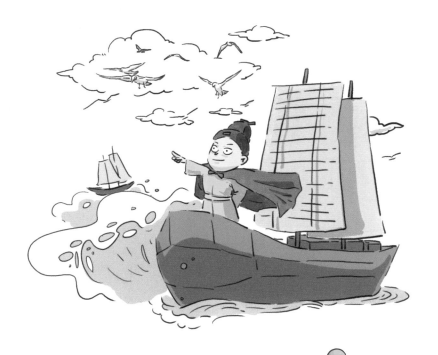

　　为了纪念航海家郑和下西洋，我国把每年的 7 月 11 日定为"航海日"。

　　宋体字是明朝发明的。明朝非常流行雕版印刷,大量使用铜活字,明朝匠人在刻字时追求字形规整,几何结构严谨、明快,线条有弹性,这样能使雕版印刷更工整、便捷、高效。由于明朝许多文人和匠人追捧宋刻本,因此便称这种字体为"宋体字"。

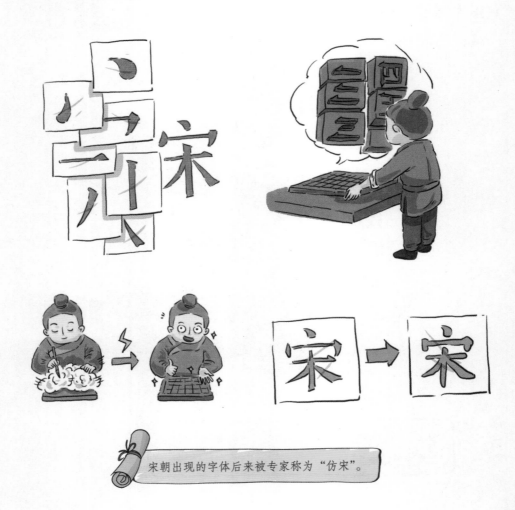

宋朝出现的字体后来被专家称为"仿宋"。

古人怎么保护牙齿？

古人也很注意保护牙齿，他们虽然没有牙膏和牙刷，但也会用别的方法，如用盐水和茶水漱口，用中药牙粉和干净的布擦拭牙齿，用杨柳枝刷牙，用牙签剔牙，等等。中国南宋时期已经有专门制作、销售牙刷的店铺了，那时的牙刷用骨、角、竹、木等材料在头部钻两行毛孔，植入马尾制作而成，和现代的牙刷已经很接近了。

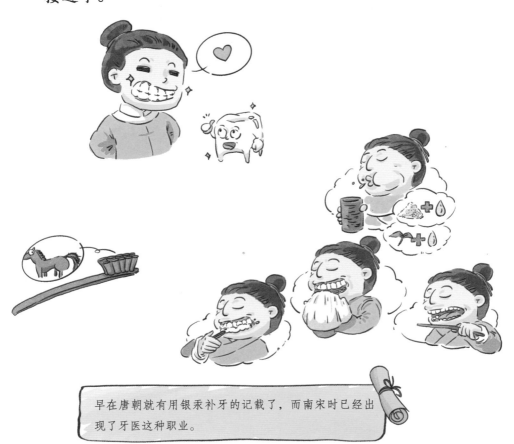

早在唐朝就有用银汞补牙的记载了，而南宋时已经出现了牙医这种职业。

为什么古代大多数皇帝的龙袍是黄色的？

在中国古代的一些传统说法中，黄色是大地的颜色，代表着富贵、祥瑞。古人信奉五行，金、木、水、火、土分别对应西、东、北、南、中五个方位，土代表中间方位，被认为是最尊贵的，而金、木、水、火、土又对应白、青、黑、赤、黄五种颜色，土代表黄色，因此皇帝选择用尊贵的黄色代表皇权和国家社稷。

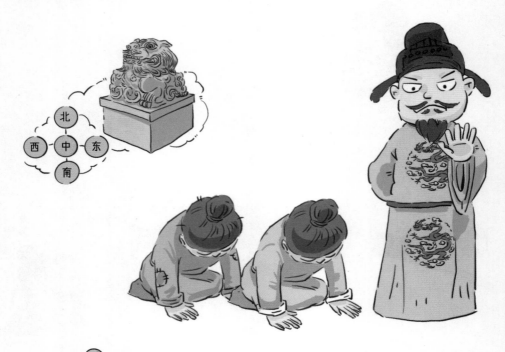

 皇帝着黄袍最先开始于隋文帝，到了唐朝开始规定只有皇家可以穿黄色衣服，民间百姓则不允许穿黄色衣服。

中国最早的钱币是贝壳吗？

中国最早的钱币是贝壳。早在商朝的时候，人们就主要以加工过的贝壳作为货币。商朝人使用的货币有海贝、骨贝、石贝、玉贝和铜贝。其中铜贝的出现，是我国古代货币史上由自然货币向人工货币的一次重大转变。

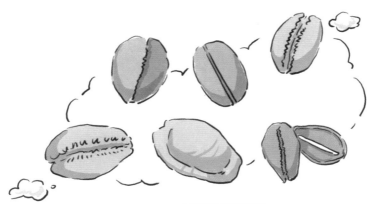

不同材质的贝币

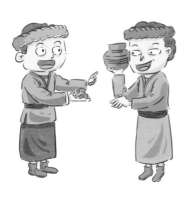

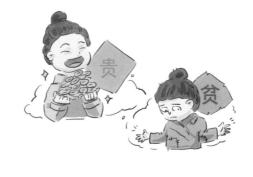

在中国的汉字中，许多与钱有关的字都是贝字旁，如贵、贱、贫、贸、赋、赁、贩、赃等。

027

这个名称源于中国古代有名的楚汉战争。秦末乱世，项羽自立为西楚霸王，并封刘邦为汉王，因此"楚"代表项羽，"汉"代表刘邦。楚国成皋失守后，楚军腹背受敌，无奈之下，项羽提出"中分天下，割鸿沟以西为汉，以东为楚"的要求，于是赫赫有名的"楚河汉界"就这样形成了。

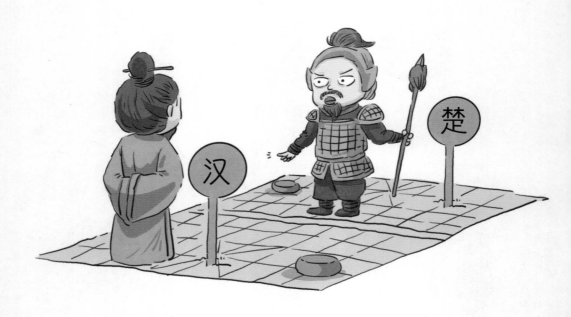

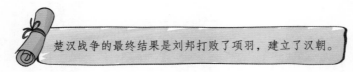

楚汉战争的最终结果是刘邦打败了项羽，建立了汉朝。

为什么中国古代人要炼丹？

古代人炼丹是为了追求长生不老。古人没有足够的科学知识，简单地认为吃什么补什么，而想要长生就要吃不朽的东西，他们觉得金子等矿石、金属是不朽的，于是便用这些物质来炼丹，因此炼丹也叫"炼金术"。

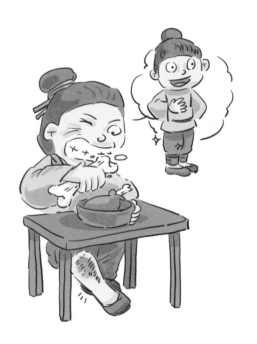

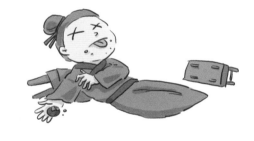

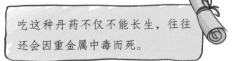

吃这种丹药不仅不能长生，往往还会因重金属中毒而死。

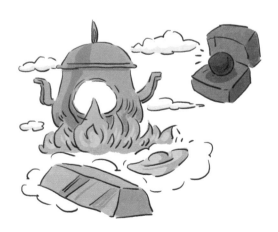

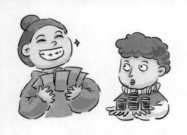

世界上最早使用纸币的是哪个国家？

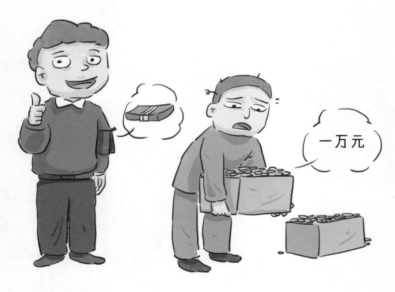

　　世界上最早使用纸币的国家是中国。北宋时期，四川地区出现的"交子"是世界上最早的纸币。最初的交子由商人自由发行，而后使用越来越广泛，逐渐具备了信用货币的职能，最终得到了政府的认可。

一万元

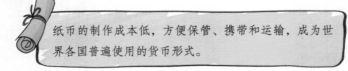

纸币的制作成本低，方便保管、携带和运输，成为世界各国普遍使用的货币形式。

为什么人们称戏曲演员为"梨园弟子"？

梨园原是唐代都城长安的一个地名，唐玄宗李隆基在这里教演艺人、培训演员，梨园便成为历史上有名的集歌、舞、戏于一体的练习场所，而在这里学习过的人便被称作"梨园弟子"。当然，那时的歌舞并不是我们现在看到的戏曲，但"梨园弟子"这个名字却在戏曲行业中流传下来。

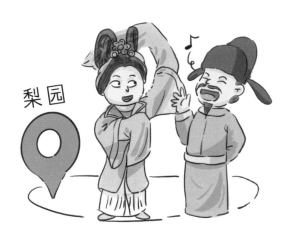

梨园

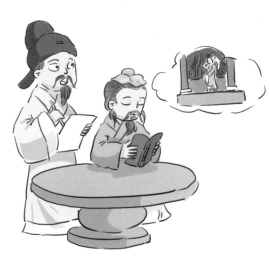

唐朝著名诗人李白、贺知章等人都曾为梨园编写过节目。

故宫为什么又叫紫禁城？

故宫作为明、清两代的皇宫，有 600 年的历史，那时候就叫紫禁城。古人观察星象时，发现所有星星都围绕北极星运转，他们把北极星和周围的 15 颗星合称紫微垣，认为那是天帝居住的地方。皇帝是上天派来的神，在地上住所的名字也应该有"紫"。而秦汉时的皇宫叫禁中、禁城，而且皇宫对老百姓来说是绝对的禁地，所以天子的皇宫就被称为"紫禁城"。

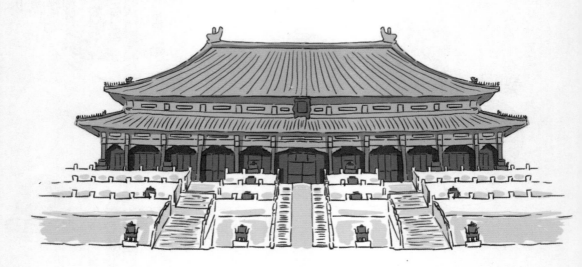

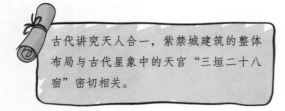

古代讲究天人合一，紫禁城建筑的整体布局与古代星象中的天宫"三垣二十八宿"密切相关。

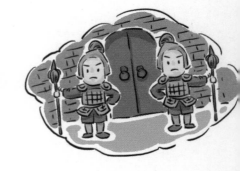

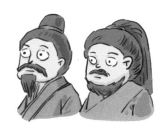

中国历史朝代顺序歌

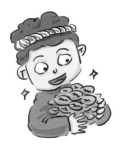

和同学一起比一比，看看谁记得又快又准确。

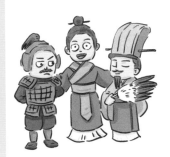

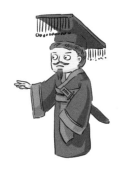

三皇五帝始，尧舜禹相传，
夏商与西周，东周分两段，
春秋和战国，一统秦两汉，
三分魏蜀吴，两晋前后延，
南北朝并立，隋唐五代传，
宋元明清后，王朝至此完。

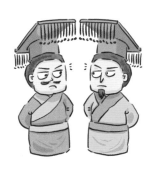

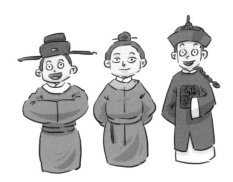

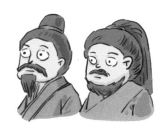

甲骨文是世界上最早的文字吗？

　　甲骨文是中国最早的文字，但并不是世界上最早的文字。世界上最早的文字是公元前3500年左右美索不达米亚（即今天的伊拉克地区）的象形文字，即原始楔形文字，距今五六千年，而甲骨文距今只有三四千年。

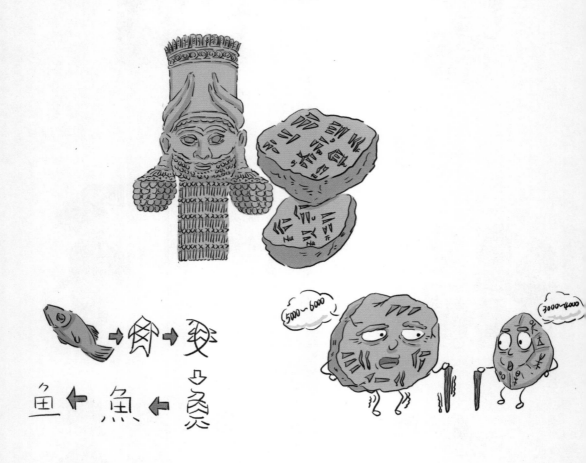

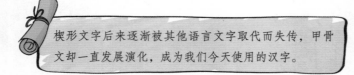

楔形文字后来逐渐被其他语言文字取代而失传，甲骨文却一直发展演化，成为我们今天使用的汉字。

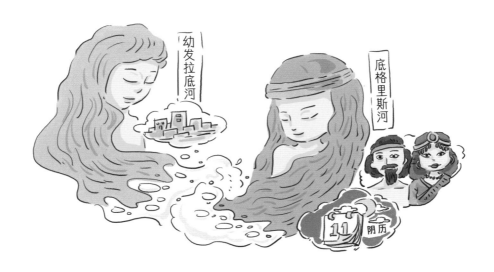

为什么两河流域被称为"人类文明的摇篮"?

　　两河流域是西亚底格里斯河和幼发拉底河流域的简称。两河文明是人类历史上最古老的文明之一，那里的苏美尔人最早建立了城市，发明了人类最早的文字——楔形文字；他们还根据月亮的盈亏变化制定了阴历，设置了闰月；计数法中的60进位制也是两河流域人发明的。

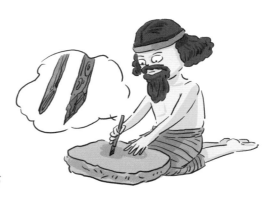

苏美尔人通常用削成尖头的芦秆或木棒做笔，在未干的软泥板上压刻出符号。这些符号的线条由粗到细，很像木楔，所以被称为"楔形文字"。

为什么日语里会有汉字？

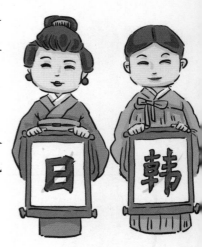

　　日语里的汉字源于中国。很久以前日本只有语言，没有文字。中国汉代时就开始有汉字传入日本；到了隋唐时期，中国成为当时世界上最强大的国家，日本派遣唐使来学习，两国交流更多，汉字也大量传入日本，日本人也开始系统地利用汉字记载自己的语言。

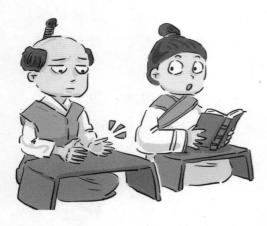

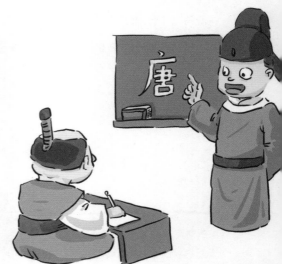

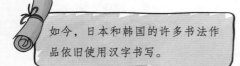

如今，日本和韩国的许多书法作品依旧使用汉字书写。

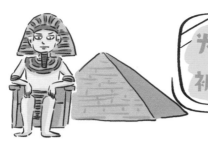

为什么古埃及国王被称为"法老"？

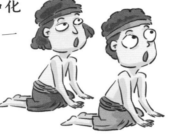

法老是古埃及国王的尊称，也是一个神秘的名字，它是埃及语的希伯来文音译，意思是大房屋。法老掌握全国的军政、司法、宗教大权，其意志就是法律。法老是古埃及的最高统治者。法老自称是太阳神之子，是神在地上的代理人和化身，让臣民把他当作神一样来崇拜。

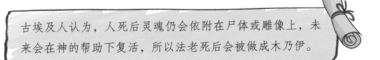

古埃及人认为，人死后灵魂仍会依附在尸体或雕像上，未来会在神的帮助下复活，所以法老死后会被做成木乃伊。

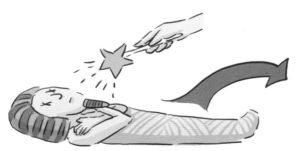

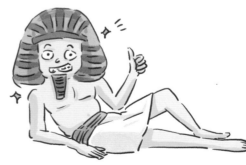

古埃及人为什么建造金字塔？

金字塔是古埃及国王和王后的陵寝。古埃及人把住宅看做暂时的栖身之所，而把陵寝看做长久的居住之所，所以他们把国王和王后的陵寝用上好的石材建造得美观、恢宏。埃及金字塔在统治者健在时还能起到祭祀、礼仪的作用。金字塔气势雄伟，能够让古埃及的平民对国王和王后保持敬畏。

金字塔并非只有埃及才有，比如与埃及接壤的苏丹也有金字塔，只是它们比埃及金字塔的建造时间晚了 800 年左右。

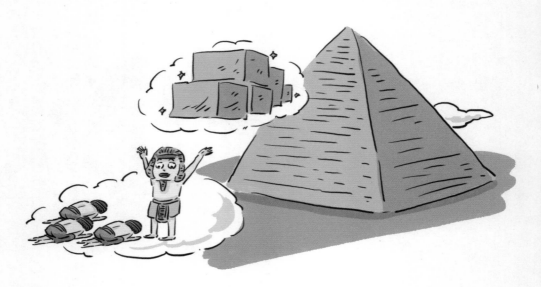

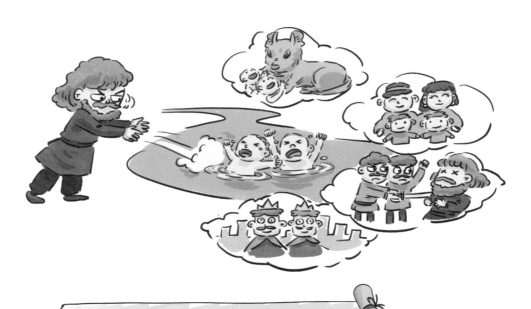

为什么罗马人要把"母狼育婴"作为罗马城的象征?

　　相传罗马城的创建人是孪生兄弟罗慕路斯和勒穆斯。他们的母亲是一位国王的女儿,她的叔叔篡夺了王位,并派人把这对孪生兄弟抛入台伯河。两个孩子被冲到河岸上,由一只母狼悉心照料,后来又被一对牧羊夫妇收养。兄弟二人长大后得知自己身世,合力杀死篡位者,恢复了王位,建立了新城。后来,新城被命名为"罗马"。

　　"母狼育婴"铜像创作于约公元前500年,现存于意大利首都罗马市政博物馆。

空中花园是建在空中吗？

公元前 6 世纪，新巴比伦王国的尼布甲尼撒二世在巴比伦城附近为患思乡病的王妃安美依迪丝修建了一座花园，名为"空中花园"。但它并不是真的悬在空中，而是建在四层平台之上，由 25 米高的柱子支撑，远看就好像花园悬在了半空中一样。园中种植了各种奇花异草，还设有非常先进的供水系统。

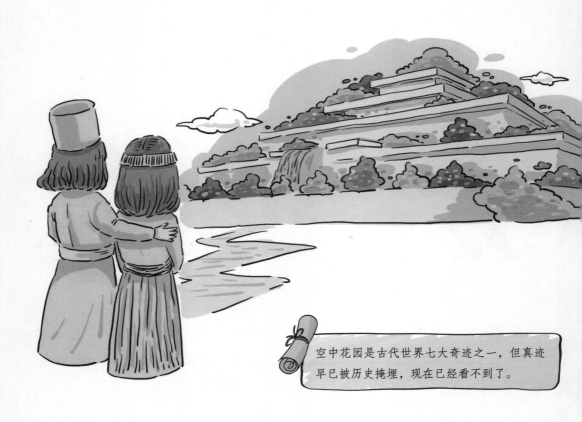

空中花园是古代世界七大奇迹之一，但真迹早已被历史掩埋，现在已经看不到了。

为什么奥运会四年举办一次？

这源于古希腊的古老传统。奥林匹克运动会起源于古希腊，因举办地点在奥林匹克而得名。当时每年7—8月间，各城邦都要来此祭祀，除举行仪式外，竞技运动也被列为一种祭神活动。四年一次的闰年扩大祭祀，后来形成制度。四年一次的古代奥运会周期，被称作"奥林匹亚德"。

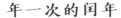

公元前776年

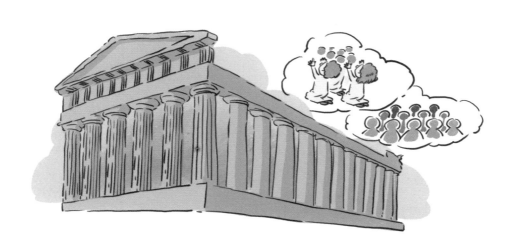

古代第一届奥林匹亚竞技会是在公元前776年举行的。

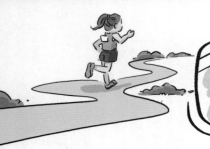

　　马拉松长跑是现代运动会上的一个超长跑比赛项目，非常锻炼人的体力与毅力，它起源于古代希腊历史上的马拉松战役。公元前490年，野心勃勃的波斯帝国入侵希腊，发动了希波战争。古希腊的雅典军队奋力反抗，在马拉松平原击败强敌，获得了胜利。为了把胜利的消息尽快告诉雅典人民，士兵菲迪皮茨从马拉松平原跑至雅典中央广场。在极速完成40千米左右的路程并传达胜利的消息后，他体力衰竭，倒地而亡。为了纪念这位英雄，后人开展了马拉松长跑运动。

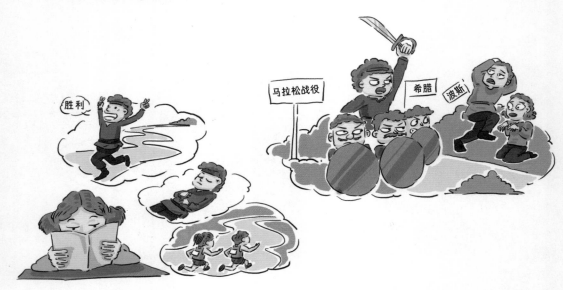

现在马拉松长跑的全程为42.195千米（也有说法为42.193千米）。

　　《几何原本》是古希腊数学家欧几里得创作的，自问世以来流传了两千多年。它总结了古希腊人积累的丰富的几何知识，归纳提出各种定义、公理和公设等，建立起较为完整的几何体系，成为欧洲数学的基础。直到今天，《几何原本》仍然是世界各国学校的必修课，从小学、中学、大学都有他所创作的定律、理论和公式应用。

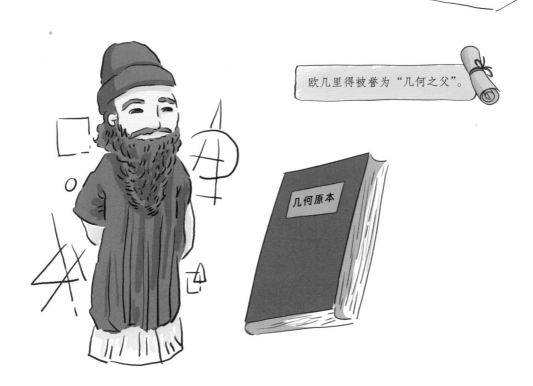

欧几里得被誉为"几何之父"。

几何原本

孔子和苏格拉底是同一时代的人？

　　孔子和苏格拉底都是古代伟大的思想家。孔子是中国春秋时期鲁国人，儒家学派的创始人，生活于公元前551年至公元前479年；苏格拉底生于希腊雅典，是西方哲学的奠基者，生活于公元前469年至公元前399年。可以看到，他们差不多是属于同一个时代的。

　　孔子和苏格拉底是东西两大文明里最耀眼的明星，他们的思想几乎浸润在东西方每个人的血液基因中。

儒学

哲学

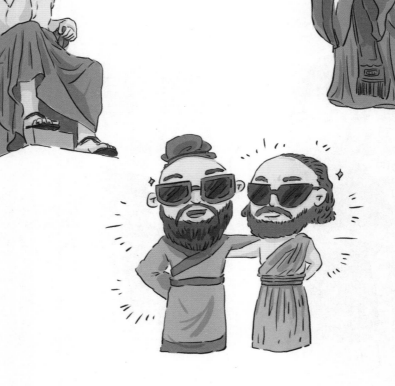

人们为什么说"条条大路通罗马"?

"条条大路通罗马"是出自《罗马典故》的一句谚语，意思是做成一件事的方法不止一种。古时的罗马帝国非常强大，修建了以罗马城为中心、通向四面八方的大道，硬面公路达8万千米。据说当时从意大利半岛的任何一条大道开始走，只要方向正确，最终都能抵达罗马城。

罗马

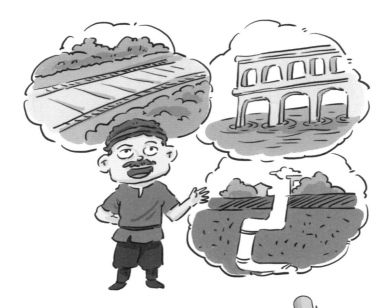

古罗马人热衷于修路、筑水渠和建下水道，因此罗马城的路网十分发达。

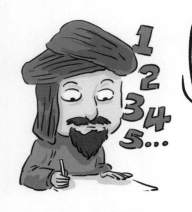

阿拉伯数字并不是由阿拉伯人发明的，而是由古印度人发明的。这种数字传入阿拉伯后，阿拉伯人把这项发明掌握、改进并通过贸易广泛传播到了西方，此后西方人便称之为阿拉伯数字了。

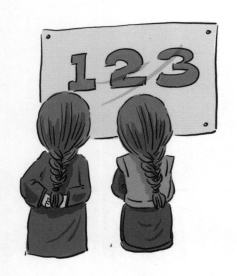

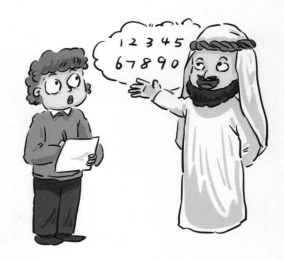

 阿拉伯数字曾几度传入中国但并未成功普及，直到1875年（清朝光绪元年）才开始使用。

庞贝古城为什么消失了？

　　庞贝古城是亚平宁半岛西南角的一座古城，位于意大利南部那不勒斯附近。庞贝始建于公元前6世纪，在当时是仅次于罗马城的意大利第二大城。当时的地理学家认为附近的维苏威火山是一座死火山，所以人们对它满不在乎。公元62年，这里曾发生一次强烈地震，但庞贝人很快重建了城市；公元79年10月24日，维苏威火山突然爆发，厚约5.6米的火山灰毫不留情地将庞贝从地球上抹掉了。

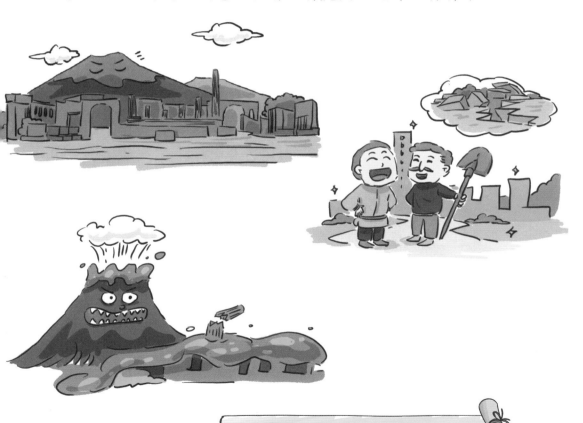

庞贝古城被评为世界十大古墓稀世珍宝之一。

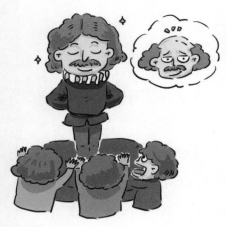

欧洲贵族为什么喜欢戴假发？

1620年前后，法国国王路易十三为了掩盖自己的秃顶而戴起了假发，引得贵族纷纷效仿，逐渐成为潮流。假发的流行在继任者路易十四时进一步扩大，随后风靡欧洲，甚至一度成为地位和权威的象征。

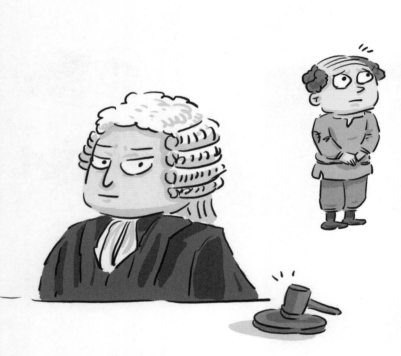

 在英国，假发是法官和出庭律师法庭制服的重要组成。在某种程度上，司法假发是法律的象征，会给诉讼程序增加庄严肃穆的仪式感。

马术为什么会成为欧洲的贵族运动？

马术是欧洲贵族的传统运动项目。大约在 16 世纪，阿拉伯马传入欧洲大陆，赛马运动也随之兴盛，得到了崇尚骑士精神的欧洲人民的喜爱。由于马术运动十分优雅，而养马、驯马等费用十分高昂，因此马术主要在欧洲贵族间流行，成为中世纪欧洲贵族身份的一种象征。

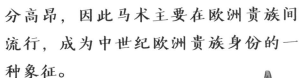

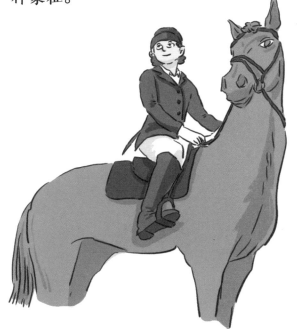

在 1900 年第二届奥运会中，马术被列为正式比赛项目。

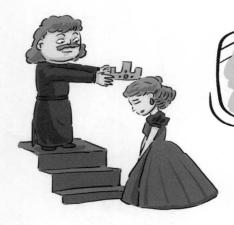

英国的君主为什么有国王也有女王?

英国的女性有继承权,女性也可以担任君主。如果英国国王没有儿子,那么他可以把王位传给女儿,但如果国王有儿子,小儿子的继承优先级也是高于大女儿的。在英国历史上,许多英国女王在位时间很长,令人印象非常深刻,如伊丽莎白女王和维多利亚女王。

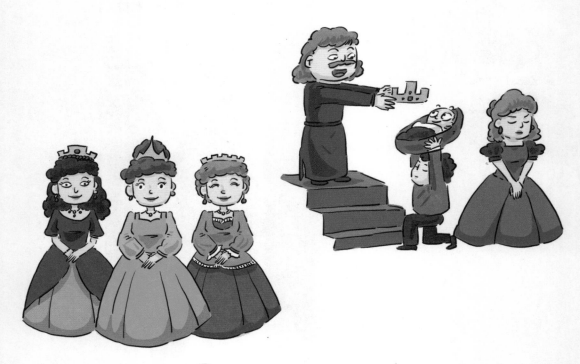

除了英国,欧洲其他国家,如丹麦、荷兰、俄国等,也曾有非常著名的女王。

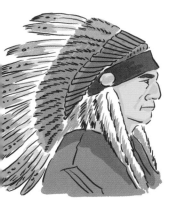

1492 年，意大利航海家哥伦布在西班牙国王的支持下进行大航海，发现了美洲新大陆，但他误以为到达的地方是印度，于是将当地的土著居民称作"印度人"（Indians）。后来，人们虽然发现了错误，但是这个名称已经普及开来。为了避免跟真正的"印度人"混淆，汉语翻译便把这个单词翻译成了"印第安人"。

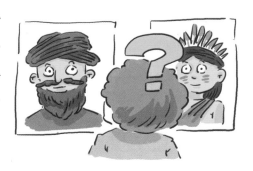

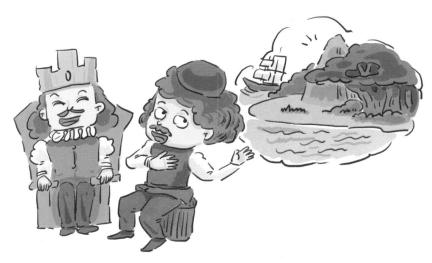

印第安人是美国的原住居民，他们属于黄种人。

麦哲伦是第一个完成环球航行的人吗？

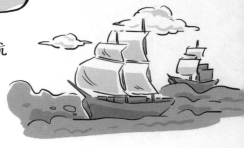

　　麦哲伦本人并没有完成环球航行，但麦哲伦带领的船队完成了环球航行。1519 年，麦哲伦奉西班牙国王查理一世之命率船队环球航行，目的是找到一条通往香料丰富的东印度群岛（现在的印度尼西亚）的西行路线。1521 年，船队到达菲律宾群岛后，麦哲伦在同菲律宾人的冲突中战死，因此未能完成环球航行。而麦哲伦的船队继续向西航行，于 1522 年回到西班牙，完成了人类历史上第一次环球航行。

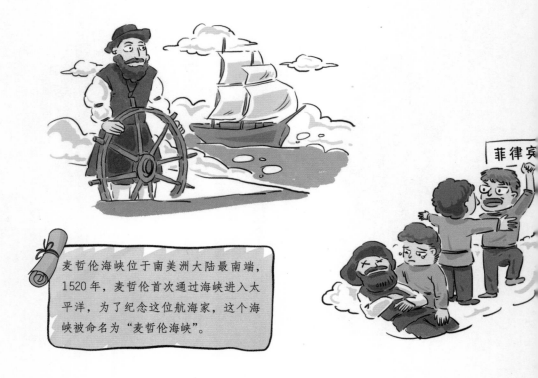

麦哲伦海峡位于南美洲大陆最南端，1520 年，麦哲伦首次通过海峡进入太平洋，为了纪念这位航海家，这个海峡被命名为"麦哲伦海峡"。

自由女神像居然是一份礼物？

　　自由女神像全称是自由女神像国家纪念碑，是法国雕塑大师巴特勒迪的杰作，是法国赠送的纪念美国独立100周年的礼物。1775年，美国独立战争爆发，之后与法国结盟。法国是第一个承认美国独立的国家。为了延续这份友谊，法国便送给美国自由女神像作为礼物。

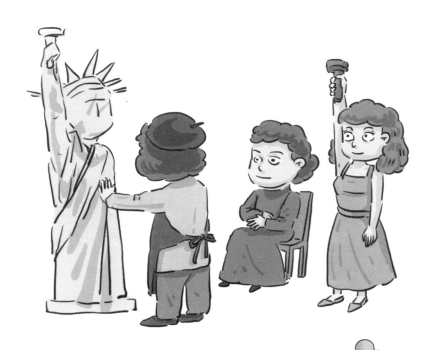

　　自由女神像历时十年才得以完工，女神的外貌设计来源于雕塑家的母亲，右手高举火炬的灵感则是来源于雕塑家妻子。

为什么诺贝尔奖是世界上最著名的大奖？

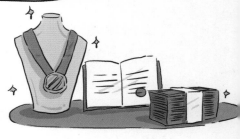

诺贝尔奖是根据瑞典化学家、发明家、工程师诺贝尔 1895 年的遗嘱而设立的五个奖项，包括物理学奖、化学奖、和平奖、生理学或医学奖和文学奖。每年评选和颁发一次，包括一枚金牌、一份证书以及一笔奖金，用来表彰"对人类做出最大贡献"的人。诺贝尔奖历史悠久，奖金高昂，颁奖公正，得到了世界人民的认可。获得诺贝尔奖从一定程度上也反映出一个国家的综合国力。

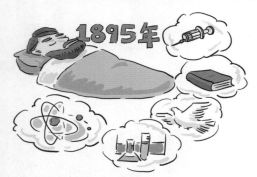

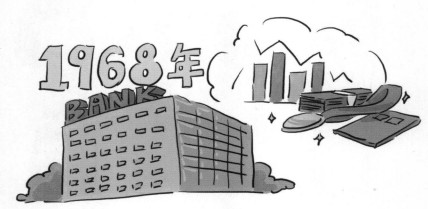

1968 年，瑞典中央银行又设立了诺贝尔经济学奖，用来表彰在经济学领域做出杰出贡献的人。

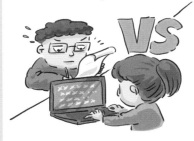

世界第一台电子计算机

世界第一台现代意义上的电子计算机，也是第一台通用计算机名为 ENIAC，诞生于 1946 年的美国宾夕法尼亚大学，由美国人莫克利和艾克特两位科学家带队研制。ENIAC 是一个庞然大物，占地 170 平方米，重达 30 吨，耗电功率约 150 千瓦，每秒钟可进行 5000 次运算，这在现在看来微不足道，但在当时却是破天荒的。由于体积很大，耗电量大，易发热，它每次工作的时间不能太长。

20 世纪 70 年代以后，微处理机的出现使电子计算机的应用越来越广泛，作为信息处理的工具，电子计算机已经部分地替代了人类大脑的功能，成为人脑的重要帮手，人们也逐渐习惯称它为电脑。现在，计算机科学和计算机产业的发达程度已成为衡量一个国家综合国力强弱的重要指标。

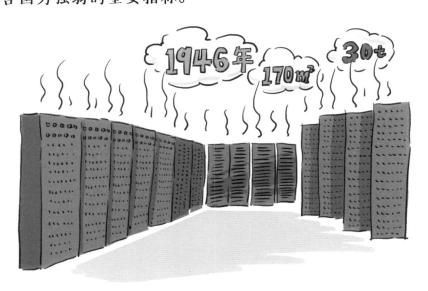

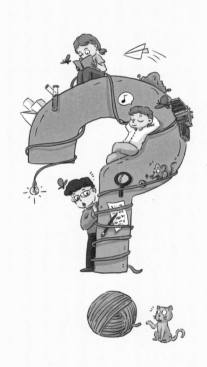

儿童趣味
成长大百科

·疯狂的艺术·

凌 云 ◎ 主编　沙棠文创社 ◎ 绘

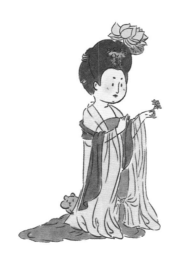

黑龙江科学技术出版社
HEILONGJIANG SCIENCE AND TECHNOLOGY PRESS

图书在版编目（CIP）数据

儿童趣味成长大百科．疯狂的艺术 / 凌云主编；沙
棠文创社绘 . —— 哈尔滨：黑龙江科学技术出版社，
2023.6
ISBN 978-7-5719-1924-5

Ⅰ . ①儿… Ⅱ . ①凌… ②沙… Ⅲ . ①科学知识 – 儿
童读物 ②艺术 – 儿童读物 Ⅳ . ① Z228.1 ② J-49

中国国家版本馆 CIP 数据核字 (2023) 第 098947 号

儿童趣味成长大百科．疯狂的艺术
ERTONG QUWEI CHENGZHANG DA BAIKE. FENGKUANG DE YISHU

凌 云　主编　　沙棠文创社　绘

策划编辑	沈福威　顾天歌	
责任编辑	回　博	
排版设计	常　亭	
封面设计	天下书装	
出　　版	黑龙江科学技术出版社	
	地址：哈尔滨市南岗区公安街 70-2 号　邮编：150007	
	电话：（0451）53642106　网址：www.lkcbs.cn	
发　　行	全国新华书店	
印　　刷	北京盛通印刷股份有限公司	
开　　本	710 mm × 1000 mm　1/16	
印　　张	4	
字　　数	40 千字	
版　　次	2023 年 6 月第 1 版	
印　　次	2023 年 6 月第 1 次印刷	
书　　号	ISBN 978-7-5719-1924-5	
定　　价	120.00 元（全 6 册）	

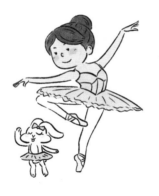

目录

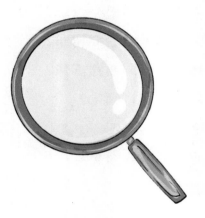

钢琴为什么被称为"乐器之王"？

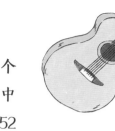

　　钢琴音色优美，全球各个国家、各个年龄层的人都接受并喜爱。钢琴是古今中外的乐器中音域最宽的，有88个琴键（52个白键，36个黑键），囊括了音乐中最常使用的乐音。钢琴的音量变化很大，能微弱能洪亮，能柔情能磅礴，钢琴是多声部乐器，能同时演奏多条旋律，多个声部共存，一架钢琴就相当于一个小型交响乐团。功能如此全面而强大的钢琴，被称为"乐器之王"并不过分吧？

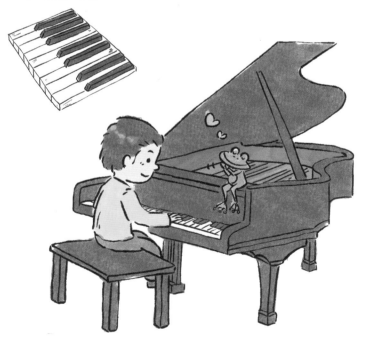

　　小提琴被称为"乐器皇后"，古典吉他被称为"乐器王子"。

京剧为什么被称为"国粹"？

京剧是中华文化独有的艺术形式，它集文学、美术、武术、舞蹈、歌唱、表演于一身，集中体现了中国传统文化的精髓。京剧不仅观众数量多、流行地域广，而且海纳百川地吸取了各地戏曲的精华和特点，是我国影响最大的戏曲剧种。2010 年，京剧被列入《联合国教科文组织非物质文化遗产名录》。

京剧虽称"京剧"，却并非起源于北京，而是在江南地区。清朝乾隆时期，四大徽班陆续进京后不断融合创新，京剧开始快速发展和繁荣。

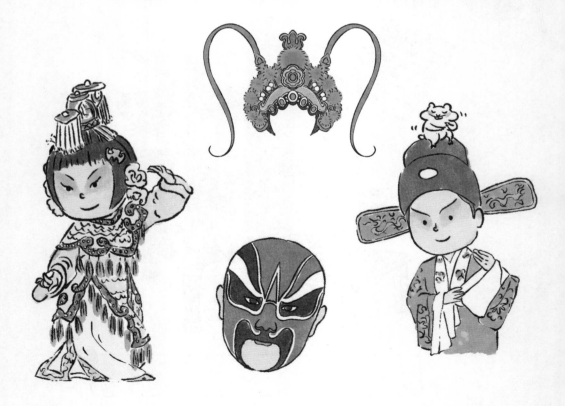

为什么芭蕾舞要用脚尖来跳？

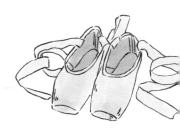

最初的芭蕾舞是不需要踮起脚尖来跳的，直到 1832 年，舞蹈家玛丽·塔里奥尼为了刻画角色翩翩飞舞的形象，在歌剧《仙女》中大量运用了踮脚尖动作。踮起脚尖跳舞的她看起来轻盈舒展，增加了下半身的长度，给观众带来了美妙的视觉冲击，于是引得其他芭蕾舞演员纷纷效仿，慢慢成了芭蕾舞中不可缺少的一部分。

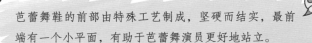

芭蕾舞鞋的前部由特殊工艺制成，坚硬而结实，最前端有一个小平面，有助于芭蕾舞演员更好地站立。

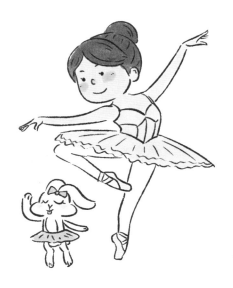

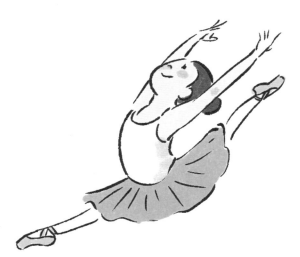

摇篮曲是怎么来的？

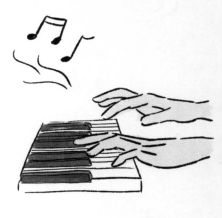

摇篮曲原是母亲为摇篮里的宝宝唱的歌曲，它曲调平和、节奏缓慢，很容易使宝宝安静下来，并进入睡眠状态。后来摇篮曲逐渐发展为一种音乐体裁，许多大作曲家如莫扎特、舒伯特、勃拉姆斯等都创作过摇篮曲。

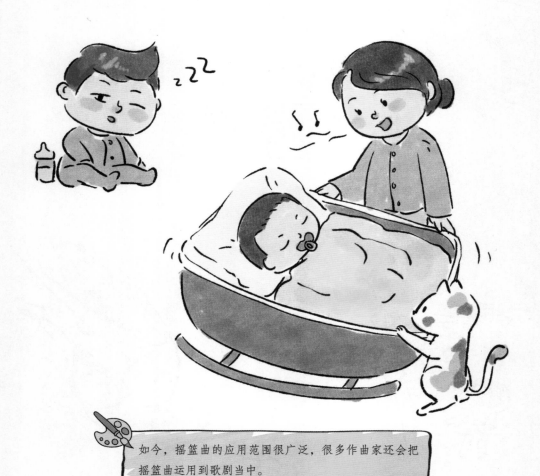

如今，摇篮曲的应用范围很广泛，很多作曲家还会把摇篮曲运用到歌剧当中。

为什么中国戏曲演员要画脸谱？

脸谱指的是在戏曲演员脸上用夸张的色彩和线条描绘出的各种纹样图案。它是中国戏曲独有的现象，是一种图案化的性格化妆，让观众一看脸谱便知道角色是什么性格。一般说来，红色代表赤胆忠心，黑色代表正直无私，白色代表奸诈阴狠等。

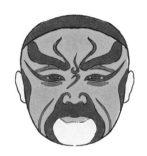

在中国戏曲里，红脸的代表人物是关羽，黑脸的代表人物是包拯，白脸的代表人物是曹操。

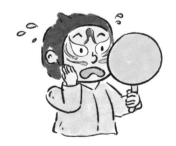

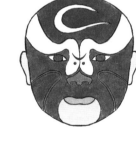

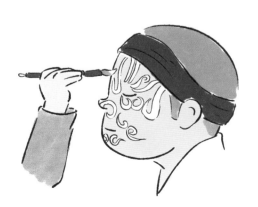

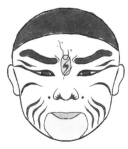

为什么跳华尔兹舞的人不断转圈却不会撞到其他人？

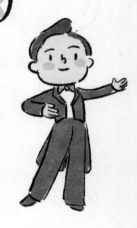

华尔兹舞（Waltz）也称圆舞曲，舞步以旋转为主，优雅流畅。舞蹈时，所有舞者都一对一对围绕舞池朝同一个方向逆时针旋转。当然，舞者在练习舞蹈的时候也会学习特殊情况的应对措施，比如放下手、改换舞步等。一般男士负责引领路线，女士跟随，如果一方发现需要调整的情况，会通过默契的小动作来告诉舞伴。

虽然舞者大多技艺娴熟，但在华尔兹的比赛里，一般还是会有医疗组在场边，随时准备处理赛场上舞者受伤的意外情况。

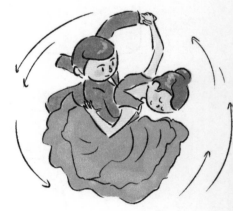

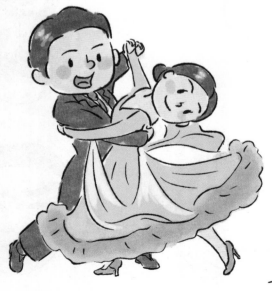

为什么贝多芬耳聋之后仍能继续创作音乐？

贝多芬是一位伟大的音乐天才。据说他在听力逐渐丧失后，使用一支小木棒的一端插在钢琴共鸣箱里，另一端咬在牙齿中间，利用小木棒的震动来察觉音调，帮助作曲，一直坚持到去世。其实他在音乐创作前期积累了大量经验，熟知音乐规律，即使耳朵听不到，内心也能感受到音乐的存在。对音乐的强烈热爱是他能坚持创作的原动力。

贝多芬在耳聋后仍继续创作，最终为世人留下了有名的《第九交响曲》，其第四乐章就是现在我们熟知的《欢乐颂》。

为什么肖邦被誉为浪漫的"钢琴诗人"？

肖邦是历史上最具影响力和最受欢迎的钢琴作曲家之一，是欧洲19世纪浪漫主义音乐的代表人物。他一生不离钢琴，几乎所有的创作都是钢琴曲。他创作的钢琴曲旋律优美流畅，感情真挚细腻，富有诗意的灵性和浪漫主义色彩，因此被称为"钢琴诗人"。

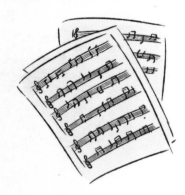

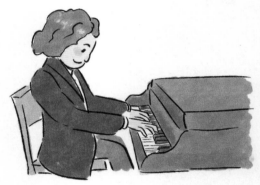

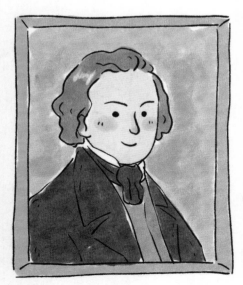

肖邦是个音乐神童，从小就表现出了非凡的音乐天赋。他6岁开始学习钢琴，7岁就会作曲，8岁登台演出，不到20岁就已经非常出名。

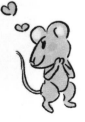

为什么一首歌一般只有三四分钟？

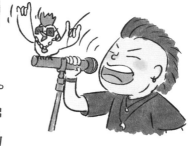

　　这个原因可以追溯到 20 世纪早期。当时虫胶制作的黑胶唱片刚刚在市场上出现，每分钟旋转 78 圈的圆盘可以记录的长度是 3 分钟左右，一首歌必须在这个时长内播放完。由于歌曲的旋律是不断重复的，三四分钟也更便于人们接受和传播。后来随着录音设备的发展，可录时长也不断增加，但是每首歌的平均时长仍然固定在了这个区间，大约是三至四分钟。

　　当然，也有少数时间非常长的歌曲，如日本人气摇滚乐队 X-Japan 的 *Art of Life*，时长有 30 分钟。

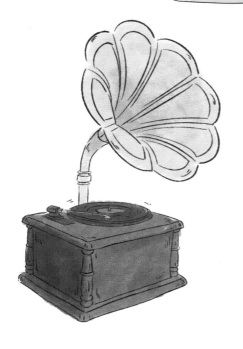

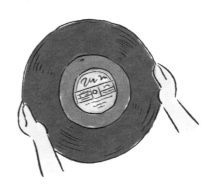

世界音乐之都

　　从18世纪末起，奥地利首都维也纳就成为欧洲的音乐文化中心，素有"音乐之都"的盛名，许多大音乐家都在这里生活和创作过，如莫扎特、贝多芬、舒伯特、海顿等。维也纳至今仍拥有豪华的国家歌剧院和一流的交响乐团，一直是世界各类音乐活动的举办地。

　　维也纳新年音乐会是全球最为瞩目的音乐会。每年1月1日，在富丽堂皇的维也纳金色大厅，世界上历史最悠久、水平最高超的乐团之一——维也纳爱乐乐团会进行演奏。

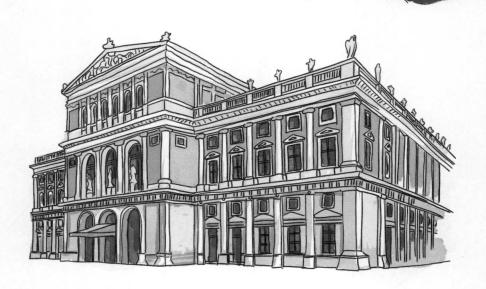

为什么京剧有的字要拖长音？

　　京剧有的字拖长音，往往是为了更加充沛地表达感情。在京剧中，"字"主要是表达意思的，而仅有"字"对于抒发感情而言还远远不够，拖长音可以将"字"变成能充分表达感情的"腔"，给观众增加感受的空间，同时也为唱段增加了设计感和艺术感。

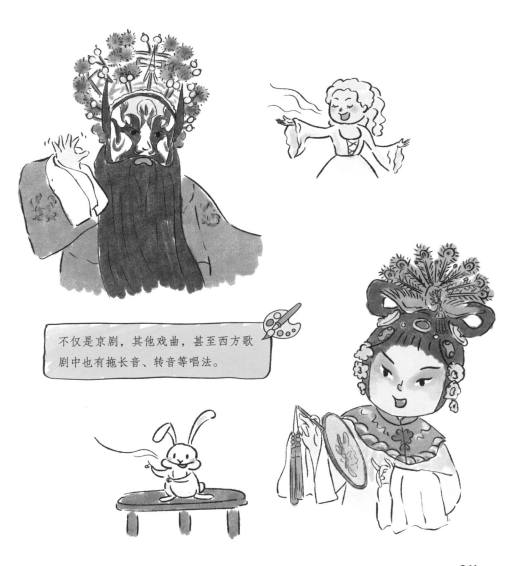

不仅是京剧，其他戏曲，甚至西方歌剧中也有拖长音、转音等唱法。

为什么弹钢琴要学五线谱？

　　五线谱是世界上通用的一种记谱法，从 15 世纪就出现了。五线谱是图形语言，有更强的表意作用，它在乐谱上的相对位置能让人更直观地看出旋律走向，使大脑更快地做出反应。而简谱是文字语言，大脑认音时需要多一层信息转化过程，效率相对低一点。钢琴声部多、音域广，演奏时更适合用五线谱来记谱和学习。

中国古代用的乐谱既不是简谱也不是五线谱，而是工尺谱。

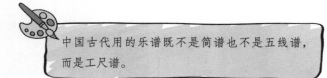

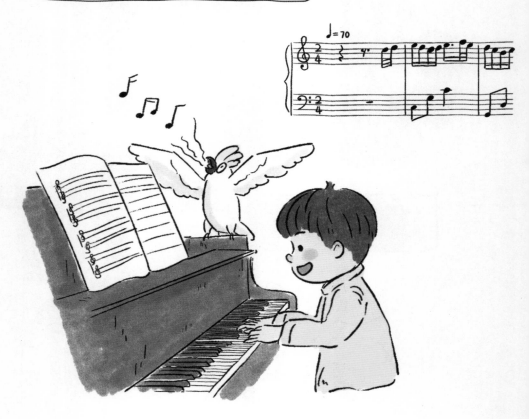

小提琴、中提琴和大提琴有什么区别？

除了体积大小不同之外，小提琴、中提琴和大提琴最主要的区别是音高和音色。小提琴音域最高，表现力也最丰富、灵活；中提琴的音域居中，比大提琴高8度，比小提琴低5度；大提琴音域最低。小提琴音色婉转优美；中提琴音色较暗，常用于填充和声；大提琴音色浑厚深沉。

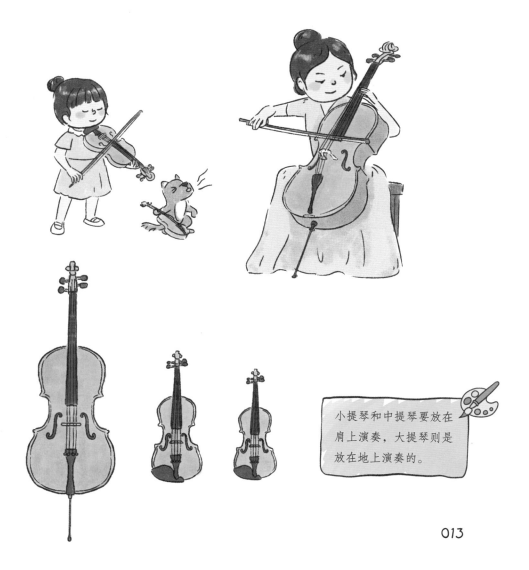

小提琴和中提琴要放在肩上演奏，大提琴则是放在地上演奏的。

"琴棋书画"中的"棋"指的是围棋还是象棋？

　　"琴棋书画"中的"棋"指的是围棋。围棋是中华民族发明的迄今最久远、最复杂的智力博弈活动之一。"琴棋书画"是我国古代文人的雅好，围棋自古便流行于"达官显贵"的生活中，被认为是一种文雅的游戏。象棋规则相对简单，比较流行，被认为是一种世俗的游戏。

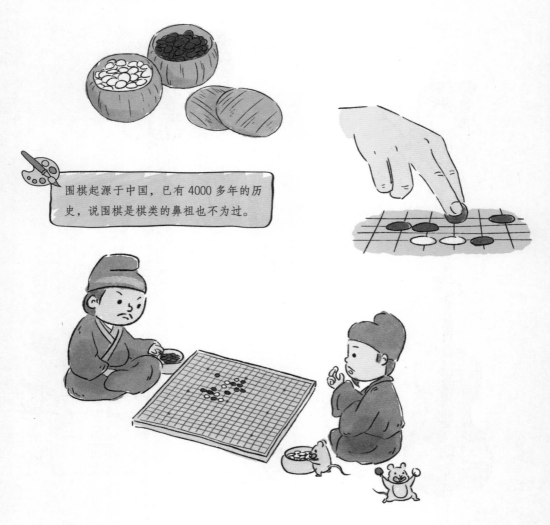

围棋起源于中国，已有 4000 多年的历史，说围棋是棋类的鼻祖也不为过。

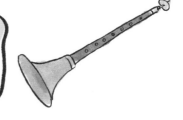

"滥竽充数"中的"竽"是什么样的乐器？

　　"滥竽充数"中的"竽"是我国古代的一种吹奏乐器，与笙类似，比笙大一些，管数也较多，通高70多厘米。竽在战国至汉代曾广泛流传，被尊为五音之长，一般为群体演奏，主要用于雅乐。后来随着笙的兴起便逐渐被取代了。

我国古典吹奏乐器还有笛、箫、埙、唢呐、葫芦丝，等等。

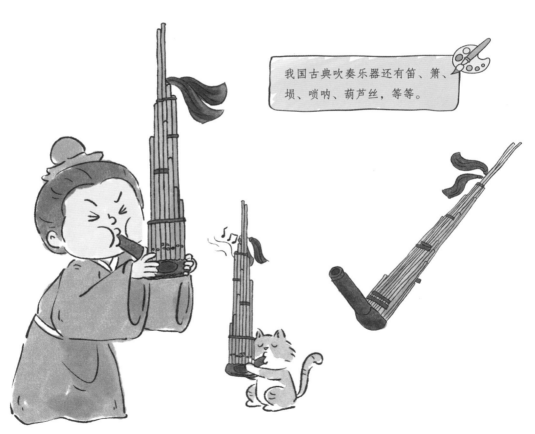

为什么诗歌读起来这么好听？

　　诗歌读起来好听，主要因为大部分诗歌都是押韵的，即诗歌每句或每两句的最后一个字往往具有相同或相近的韵母。韵母相同或相近的音节间隔地、有规律地反复出现，让诗歌读起来顺口、悦耳，有一种回环往复的音乐感，因此诗歌读起来十分好听。

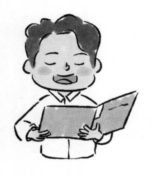

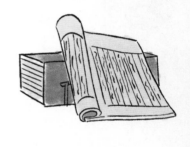

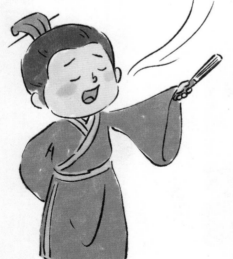

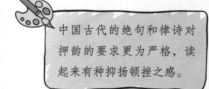

中国古代的绝句和律诗对押韵的要求更为严格，读起来有种抑扬顿挫之感。

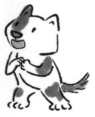

为什么说戏剧诞生于古希腊？

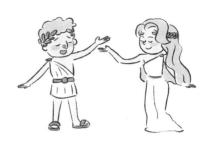

古希腊是西方戏剧文化的发源地，而古希腊最早的戏剧起源于他们祭奠酒神的活动。在一年一度的酒神节上，总会有戏剧表演，最开始是人们在酣醉时候的即兴创作，后来逐渐发展为一项文化活动。当时古希腊是地中海的贸易强国，能够了解到不同地域的神话传说，更加有利于古希腊人进行戏剧创作。

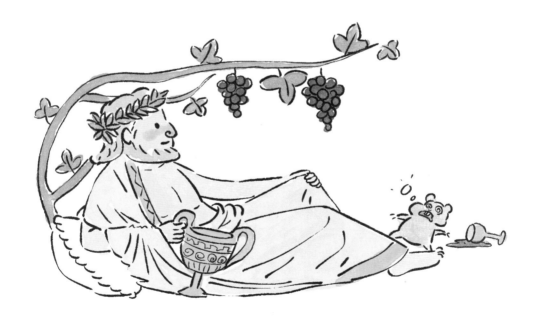

著名的古希腊三大悲剧分别是埃斯库罗斯的《被缚的普罗米修斯》、索福克勒斯的《俄狄浦斯王》和欧里庇得斯的《美狄亚》。

戏剧天才莎士比亚

　　莎士比亚是英国文艺复兴时期最伟大的剧作家，他的作品数量极多，包括戏剧、十四行诗、长诗和其他诗歌，其中戏剧有30多部。他的戏剧语言丰富，人物性格鲜明，角色栩栩如生。其中《罗密欧与朱丽叶》《仲夏夜之梦》，以及四大悲剧（《麦克白》《奥赛罗》《李尔王》《哈姆雷特》）等戏剧至今盛传不衰。

　　莎士比亚是世界戏剧史上的泰斗，马克思称他为"人类最伟大的戏剧天才"，大文豪维克多·雨果也称赞他是"天才的降临，使得艺术、科学、哲学或者整个社会焕然一新"。世人将他誉为"人类文学奥林匹斯山上的宙斯"。

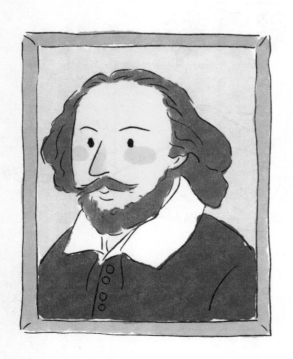

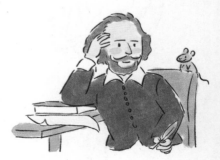

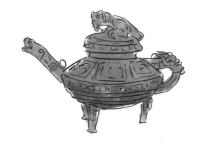

圆明园为什么又叫"万园之园"？

圆明园被称为"万园之园"，首先因为它规模庞大，总面积有350公顷，曾是中国古代最大的皇家园林。其次，圆明园汇集了当时江南若干名胜园林的特点，融中国园林艺术之精华，同时还移植了西方的园林建筑，集当时古今中外造园艺术之大成，风景优美，冠绝天下，因此被称为"万园之园"。

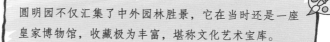

圆明园不仅汇集了中外园林胜景，它在当时还是一座皇家博物馆，收藏极为丰富，堪称文化艺术宝库。

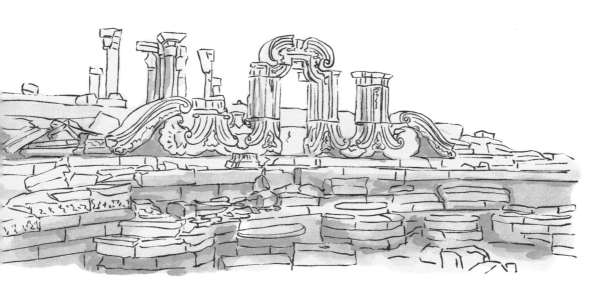

为什么苏州的园林那么多？

　　苏州自古是繁华之地，人民富足而安闲，许多富商或从朝廷退隐的官员在此安家，向往自然之美与和谐的雅趣，于是便建造了许多园林，作为日常聚会、宴客之用。苏州地处江南水乡，风光秀丽，景致清新，也很适宜造园林景观。另外，苏州的园林保护工作一直做得十分到位，较少有园林遭到破坏。

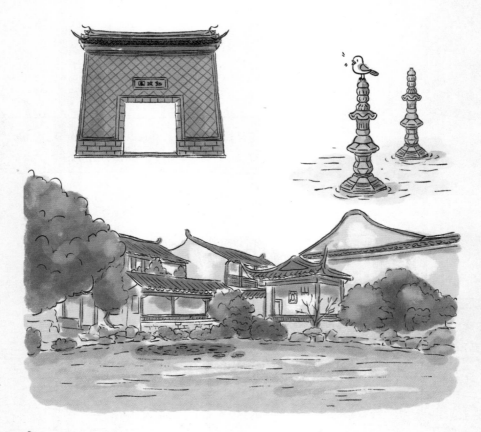

苏州的拙政园、留园、网师园、沧浪亭、狮子林等园林都很有名。

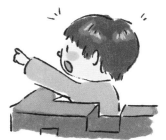

中国的长城举世闻名，它在古代有什么作用？

长城是中国古代的军事防御工程，是一道高大、坚固而且连绵不断的城墙，在建筑构造上主要由城墙、敌楼、烽火台、关城等部分组成，具有观察、通讯、指挥、防御等多种功能。

万里长城可不止一万里长，据测量，它的总长度超过了 2.1 万千米呢。

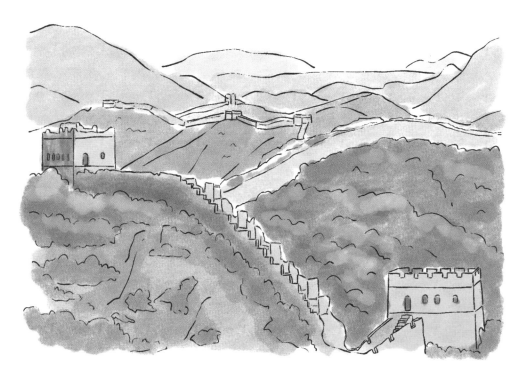

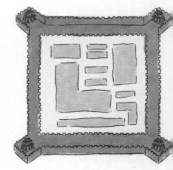

为什么中国古代城墙的四角要建角楼？

中国古代的城池，城墙的东、西、北、南四个角都有一个角楼。因为城角往往是城墙防御上的薄弱环节，因此需要对城角进行加固，形成完整的防卫体系，保护城池的安全。角楼可以用来观察和射击，不仅有固防的作用，还使城墙整体看起来更加美观。

并不是所有中国古代的城池都会建角楼，这是根据城市位置、周边环境、防御方法、战略要求等方面而定的。

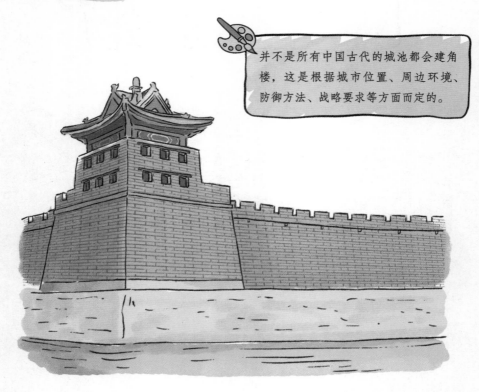

敦煌莫高窟是谁修建的？

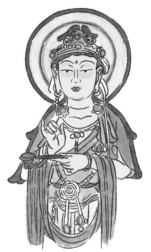

莫高窟位于河西走廊西端的敦煌，以精美的壁画和塑像闻名于世，是中国古代文明璀璨的艺术宝库。传说前秦时期，一位名叫乐僔的高僧路过此地，认为这里是佛教圣地，便开凿洞窟在此修行，在后来的一千多年里，又有不同僧人和禅师召集工匠接续建造，最后逐渐形成了一条1600多米长的大型石窟群。

如今，敦煌莫高窟里一半以上的壁画都因为自然和人为因素受到了损害。我们在参观时一定要遵守规定，好好保护文物。

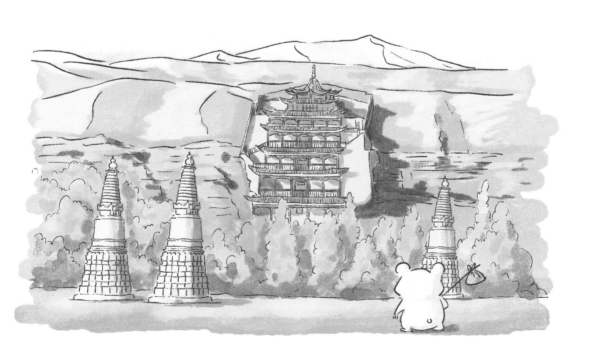

乐山大佛是怎么建成的？

乐山大佛位于四川省乐山市，通高71米，是中国最大的一尊摩崖石刻造像。乐山大佛始建于唐代，工匠需先在悬崖峭壁上开凿出石窟，然后在石窟中建造巨大佛像，为此工匠们采用了很多当时极为先进的建筑技术，不断摸索，历经90年才得以建成。乐山大佛头与山齐，足踏大江，双手抚膝，体态匀称，神情、姿势肃穆，临江危坐，是中国古代建筑技术的杰出代表之一。

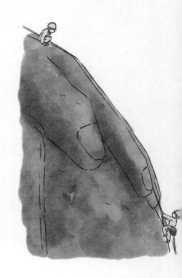

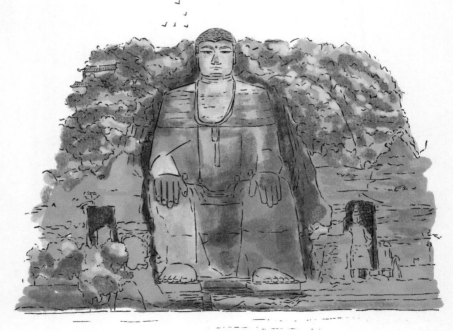

 乐山大佛有"山是一座佛，佛是一座山"的美誉。

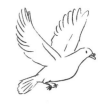

为什么巴黎圣母院对法国人来说这么重要？

巴黎圣母院是欧洲著名的哥特式大教堂，也是法国的重要象征，建造于1163年，完工于1250年。它历史悠久，建造不易，许多设计师、木匠师、铁匠师、雕刻师等都为巴黎圣母院的建设前赴后继，统治者也很重视。建筑本体的雕刻艺术、绘画艺术，以及内部珍藏的大量艺术珍品具有极高的历史文化价值。

著名法国文学家雨果的长篇小说《巴黎圣母院》更使得这座建筑蜚声世界、家喻户晓。

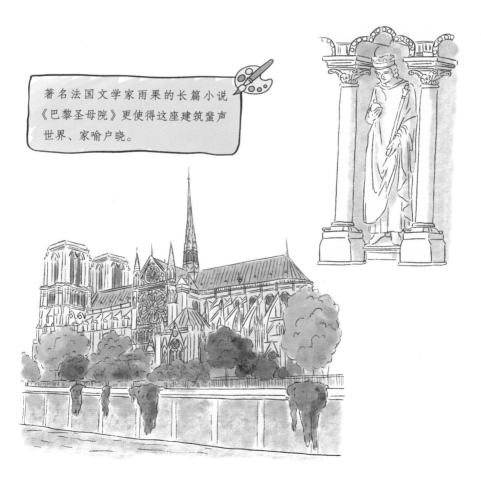

天坛的祈年殿为什么是蓝色圆形殿顶？

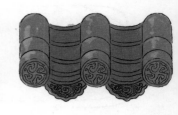

祈年殿位于中国北京市天坛公园的北部，是明清两代皇帝孟春祈谷之所。祈年殿是按照"敬天礼神"的思想设计的，殿为圆形，象征天圆；三重琉璃瓦为蓝色，象征蓝天。这种设计受到了"天圆地方""天蓝地黄"等传统观念的影响。

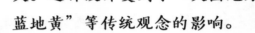

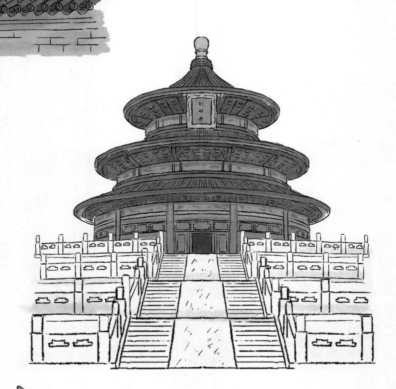

明代时的祈年殿，殿顶上檐是蓝色的，代表天空；中檐是黄色的，代表皇帝；下檐是绿色的，代表黎民百姓。直到清代乾隆时期才将祈年殿的三层檐全部改为了蓝色。

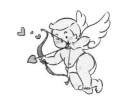

断臂维纳斯为什么不能接上新手臂？

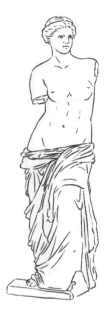

　　著名的断臂维纳斯雕像是法国卢浮宫的三大镇馆之宝之一。这座雕像生动优美，典雅高贵，充满了青春之美、肌肉健美之感、丰沛的生命力。雕塑头部与身躯均完整，但左臂从肩下已失，右膀只剩下半截上臂。维纳斯是罗马神话中代表爱与美的女神，很多年来，世界各国顶级的画家和雕塑家们都曾尝试给维纳斯复原手臂，但都无法尽如人意。据说卢浮宫的专家已经有了最标准的复原像，但他们仍然决定不去复原，因为只有这样才不会破坏人们对维纳斯之美的无限想象。

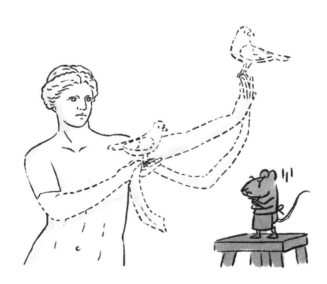

　　有时候，残缺也是一种美，残缺之美常常比完美无缺更打动人心。

为什么西方的许多人物雕塑都不穿衣服？

　　从古希腊时期开始，人物雕塑大多是裸体的。古希腊作为奥林匹克运动会的发祥地，那里的人们自古便喜爱运动，崇尚人身体的力量美和健康美。直到后来的文艺复兴，当时的人们提倡的人文主义更是要以人为中心，肯定人的价值和尊严，反对神权，学习和复兴古希腊古罗马文化，因此那些雕塑往往也都不穿衣服。

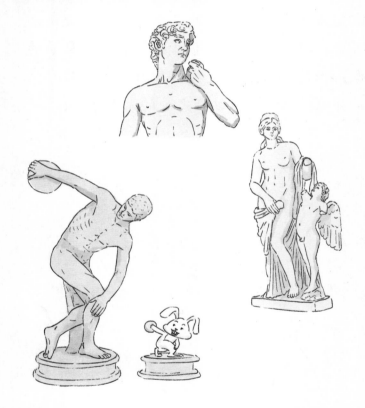

　　著名雕塑《大卫》就是文艺复兴时期的艺术大师米开朗琪罗的作品，人物体态健美、神情坚定、肌肉饱满，表现了人体与生命之美。

核雕是我国民间的一门传统技艺，刻工们用工具将桃核、杏核、橄榄核等雕刻成各种精美的艺术品，明代魏学洢写的《核舟记》，就描述了雕刻家王叔远雕刻的核舟，栩栩如生地展现了苏东坡泛舟游赤壁的场景，说明核雕技艺在明代已经达到很高的水平。

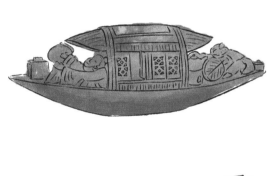

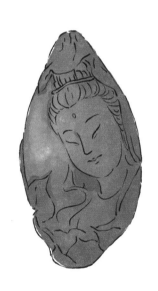

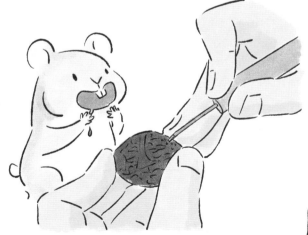

我国已将核雕列入第二批国家级非物质文化遗产名录。

兵马俑为什么都长得"灰头土脸"的？

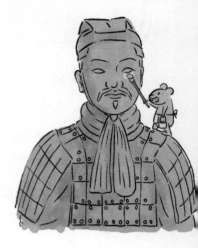

西安的秦始皇陵兵马俑被誉为"世界第八大奇迹"，中外游客都慕名而来一睹风采。现在我们看到的兵马俑虽然大都是陶土色的，但它们曾经都是有颜色的。当兵马俑被挖出来后，暴露在空气中的彩绘迅速氧化，大约几分钟就褪色了。

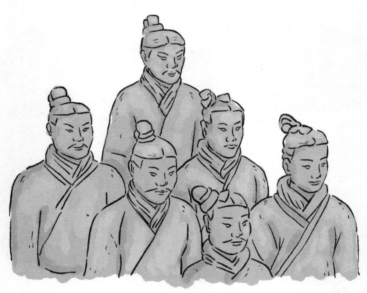

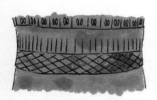

现在，专家们正在研究彩绘回贴技术，希望能把脱落的彩绘再重新贴到陶俑身上。也许，未来我们会看到颜色更鲜艳的彩绘陶俑。

中国瓷器种类繁多，为什么青花瓷名气最大？

我国唐代时就已经有青花瓷器了，到元代、明代时，青花瓷的工艺日益成熟和完善。青花瓷器型多样，纹饰精美，不易褪色，简约雅致，大气美观，不仅有很高的观赏性，也极具实用性，很早就被出口到了亚欧多个国家，享誉海外，逐渐成为中华文化的象征性符号。

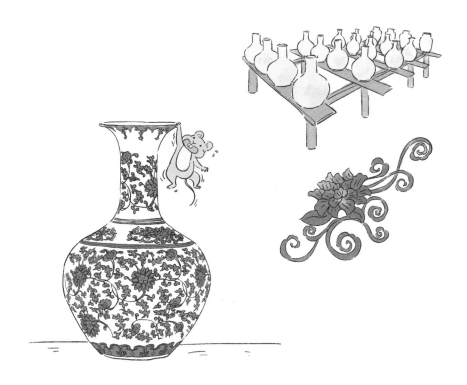

元朝时，景德镇的青花瓷将中国陶瓷装饰艺术推向了一个新的高度，景德镇也逐渐确立了"瓷都"的地位。

椒房殿是辣椒做的宫殿吗？

椒房殿是中国古代传统的宫殿建筑，在西汉都城长安城内，是汉代皇后居住的地方。这里的"椒"不是辣椒，而是花椒。椒房殿的粉色墙壁是用花椒树的花朵制成的粉末粉刷的，不仅可以保护宫殿的木质结构，还有熏香、保暖、防虫的效果。另外，花椒还有"多子"的寓意。

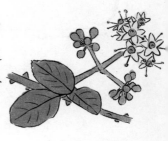

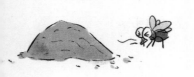

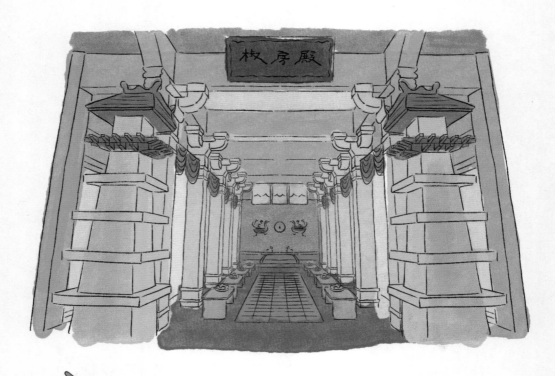

 故宫里有一座宫殿叫坤宁宫，是明清时期的皇后居住的宫殿。

中国与瓷器

在英文中，"瓷器（china）"与"中国（China）"是同一个词。中国是瓷器的故乡，瓷器是中国古代劳动人民的重要创造。作为世界上历史最悠久的文明古国之一，我国大约在公元前 16 世纪的商代中期就出现了早期的瓷器。中国瓷器是从陶器发展演变而成的，原始瓷器起源于 3000 多年前，至宋代时，名瓷名窑已遍及大半个中国，是瓷业最为繁荣的时期。当时的钧窑、哥窑、官窑、汝窑和定窑并称为五大名窑。多姿多彩的瓷器是中国古代的伟大发明之一。

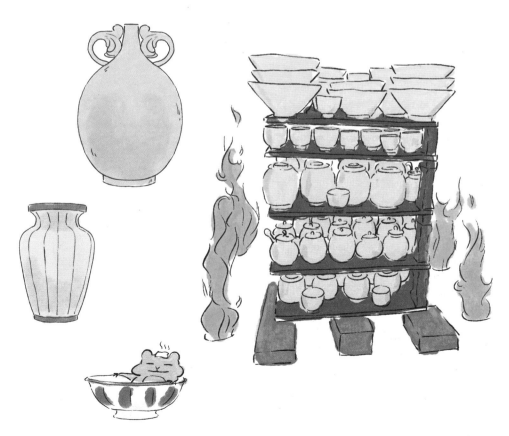

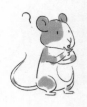

为什么蒙娜丽莎的微笑那么神秘？

　　《蒙娜丽莎》是意大利画家达·芬奇的名画，画中的女子蒙娜丽莎看起来没有眉毛和睫毛，面容却让人感觉十分和谐。当你直视她的嘴巴，会觉得她没怎么笑；然而当看着她的眼睛，感觉到她脸颊的阴影时，又会觉得她在微笑。她的微笑若隐若现，每个人从不同角度和不同时间看到蒙娜丽莎时，感受都不一样，给人一种变幻莫测的神秘感。

　　荷兰阿姆斯特丹的一所大学用"情感识别软件"分析出，蒙娜丽莎微笑的情感比例为：83% 的高兴、9% 的厌恶、6% 的恐惧和 2% 的愤怒。

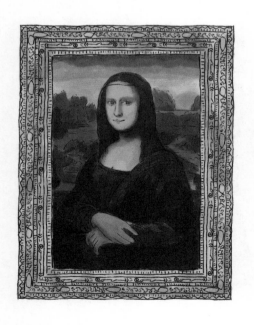

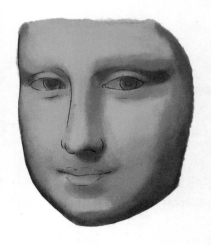

在西方早期油画中，为什么蓝色是很珍贵的颜色？

在西方古典绘画时代，蓝色颜料非常稀少，尤以群青蓝（Ultramarine Blue）最为昂贵。它往往需要从青金石中获取，而青金石的产地在亚洲，运输路途远，提取技艺又十分复杂，因此许多画家无法负担大量蓝色颜料的费用，他们往往只有在创作非常重要的人物时才会用蓝色。

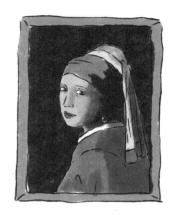

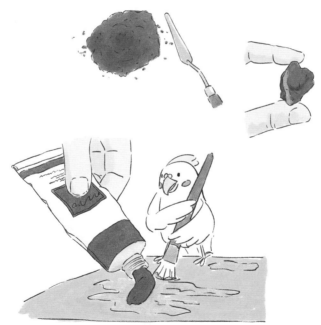

蓝色在欧洲往往象征着社会地位高，"Blue Blood"（蓝色血液）一词的意思即贵族血统。

为什么国画讲究留白？

　　留白是国画中常用的手法，具有很强的中国美学特色。国画追求写意，留白能够增加画面的意境，给人留下遐想的空间。留白也是一种道家哲学，讲究虚实相生、阴阳相称，画家可以用这种方式表达自己的哲学追求和精神境界。

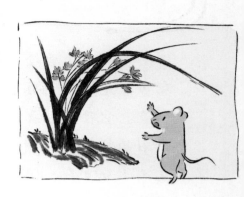

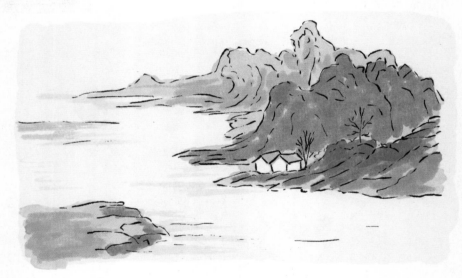

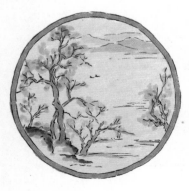

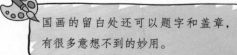

国画的留白处还可以题字和盖章，有很多意想不到的妙用。

为什么毕加索画的人脸看起来很奇怪？

　　毕加索是 20 世纪最具影响力的艺术家之一，被誉为"现代艺术的创始人"。他的画作风格多变，他一直在不断探索新的表现形式。仔细观察，他画的人脸可能结合了不同观察角度呈现的效果，比如一半侧脸一半正脸。他绘画时不再追求"像"，而是打破常规的立体秩序，重新排列组合，以便更加鲜明地表达绘画者的主观情绪和感受。这种绘画往往给人耳目一新的震撼之感。

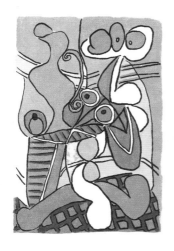

毕加索一生成就辉煌，是有史以来第一个活着亲眼看到自己的作品被收藏进卢浮宫的画家。

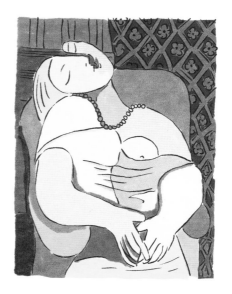

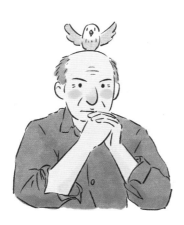

徐悲鸿为什么喜欢画马？

　　徐悲鸿画的马，不仅是自然界的马，更是他精神世界的马。徐悲鸿画的马大多是在荒原奔跑的野马或战马，昂扬挺拔，英姿勃发，充满了自信勇敢的生命力，与中华民族历经苦难仍坚韧不屈、心向自由、奋斗不息的民族精神深深契合。

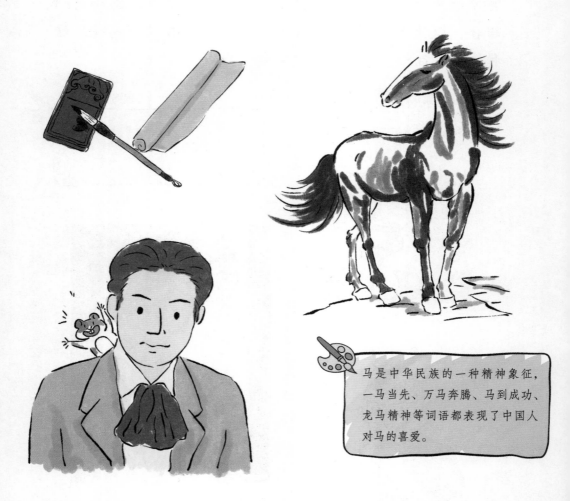

马是中华民族的一种精神象征，一马当先、万马奔腾、马到成功、龙马精神等词语都表现了中国人对马的喜爱。

古人的字画上为什么要盖那么多印章？

首先，古人在字画上盖章可以防止伪造，印章起到的是一个凭证的作用；其次，给字画加盖印章能够增添字画的艺术感，使字画作品整体看起来更加和谐、平衡，起到"锦上添花"的效果。许多印章上的印花和题字也能够寄寓作者的思想感情。

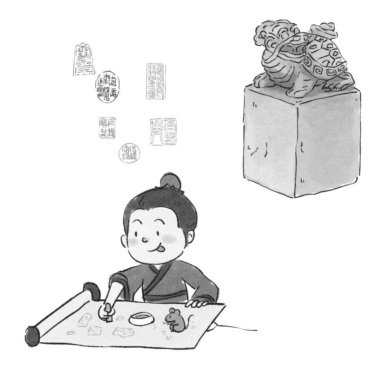

印章不一定只有作者本人才能盖，许多收藏家也会在字画上盖印章，比如乾隆皇帝就非常喜欢给自己收藏的字画盖印章。

为什么《清明上河图》这么有名？

　　《清明上河图》是北宋画家张择端存世仅见的精品，中国十大传世名画之一，是世界上仅存的、展现北宋时期开封府城市面貌的绘画作品。整幅画卷长5米多，绘制了大量的各色人物、牲畜、车、轿、船只、房屋、桥梁、城楼等，展现了当时的城市面貌以及社会各个阶层人民的生活现状，具有很高的历史价值和艺术价值，属于国宝级文物，现藏于北京故宫博物院。

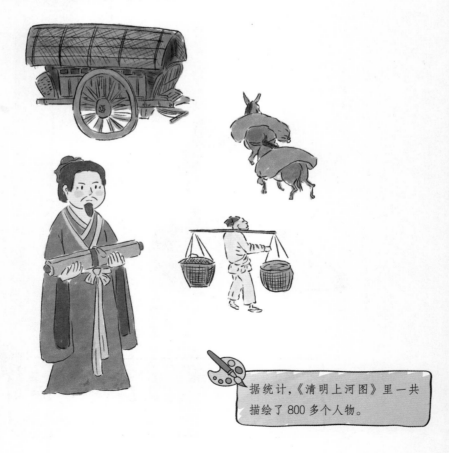

据统计，《清明上河图》里一共描绘了800多个人物。

凡·高是疯子还是天才？

凡·高的确患有严重的精神疾病，常常迷惘、焦虑，甚至濒临崩溃，但在神志清醒时他一直坚持绘画创作，逐渐形成了独特的艺术风格。他将全部的热情投注到绘画中，用浓重的色彩和张扬的线条表现创作者的情感，开创了绘画的新时代，是一位伟大的天才画家。

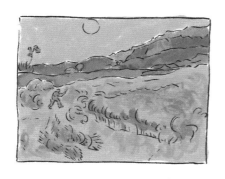

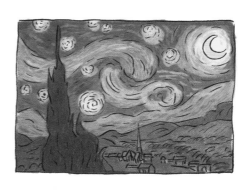

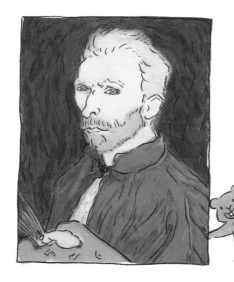

凡·高的作品在生前并不被世人认可，据说只卖出去过一幅画。直到他去世后十几年，作品才越来越被人重视，逐渐闻名于世。

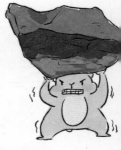

《千里江山图》的青绿色是用什么颜料画出来的？

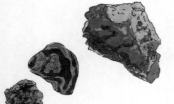

　　《千里江山图》的青绿色来自传统的矿物颜料。它从孔雀石、蓝铜矿、青金石等矿石中提取出来，经过一系列烦琐的加工后才成为用于绘画的颜料。这些矿物颜料叠加上色后，使画作颜色看起来非常明艳、丰富。因此这幅作品既美观精致，也十分昂贵。

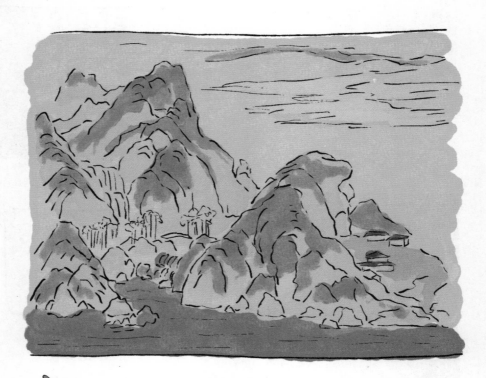

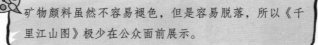

矿物颜料虽然不容易褪色，但是容易脱落，所以《千里江山图》极少在公众面前展示。

达·芬奇只是一个画家吗？

达·芬奇的确是一个伟大的画家，著名的《蒙娜丽莎》和《最后的晚餐》都是他的作品。但达·芬奇并不仅仅是一个画家，他学识渊博，还是雕刻家、建筑师、音乐家、数学家、工程师、发明家、解剖学家、地质学家、制图师、植物学家和作家，是人类历史上少见的全才。现代学者称他为"文艺复兴时期最完美的代表"。

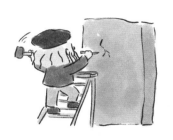
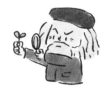
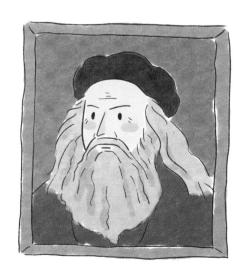
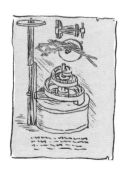

达·芬奇留于后世的画作并不多，只有十几幅，但每一幅都是精品。

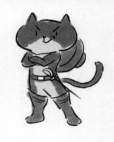

《格林童话》的创作者是格林兄弟吗？

　　《格林童话》并不是格林兄弟的原创作品。《格林童话》里有200多个故事，大部分源自德国民间的口头传说，格林兄弟把这些童话故事搜集、整理，将口头故事转化为文字，并进行编辑与加工，才有了我们今天看到的《格林童话》。

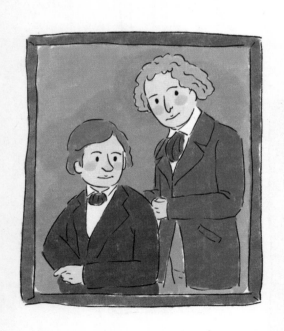

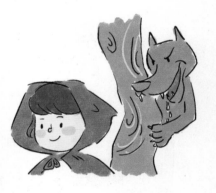

　　雅各布·格林和威廉·格林是一对亲兄弟，他们是19世纪德国著名的历史学家和语言学家，两人合作研究语言学，搜集和整理民间童话与传说，于是被称作"格林兄弟"。

为什么很多中国画都画得特别长？

　　中国画一般采用散点透视的技法，也就是说画家的观察点不固定在一个地方，而是根据需要移动观察，不同立足点上所看到的东西都可画入作品之中，使之有远近高低的空间感和立体感。这样画家便可以创作出数十米甚至百米以上的长卷，表现"咫尺千里"的辽阔境界。

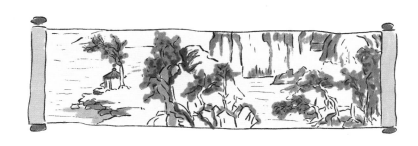

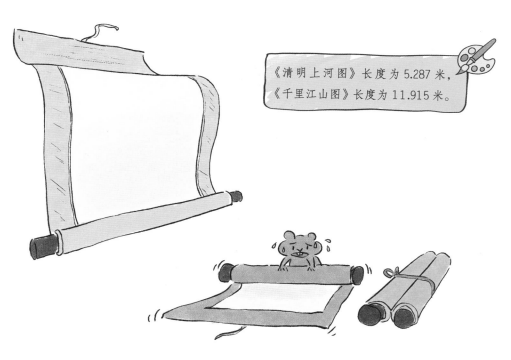

《清明上河图》长度为 5.287 米，《千里江山图》长度为 11.915 米。

失踪的《蒙娜丽莎》

1911年8月21日，卢浮宫的保安员突然发现，挂在墙上的《蒙娜丽莎》画像居然不翼而飞，只剩下了画框。警察经过细致的调查和搜索，都没有发现任何关于画像下落的线索。直到两年后，人们才找到失窃的《蒙娜丽莎》。原来，偷画的盗

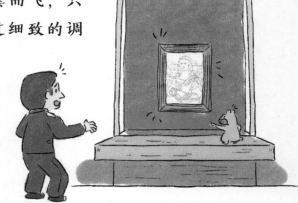

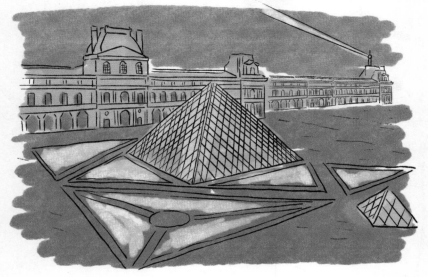

贼是一个叫文森佐·佩鲁贾的意大利人，他偷画的初衷是想让《蒙娜丽莎》回归它的故乡意大利。真是个疯狂的举动啊！

为什么印度女孩要在眉毛中心点痣？

印度女孩额头上的红点被称为"吉祥痣"，在印地语中叫"迪勒格"，是喜庆、吉祥的象征。按照传统的方法，点吉祥痣时要用朱砂、糯米和玫瑰花瓣等原料捣成糊状，点在前额的眉心，因为他们认为眉心是人生命力的源泉，是人的活力中心，必须涂朱砂等加以保护，以消灾辟邪。

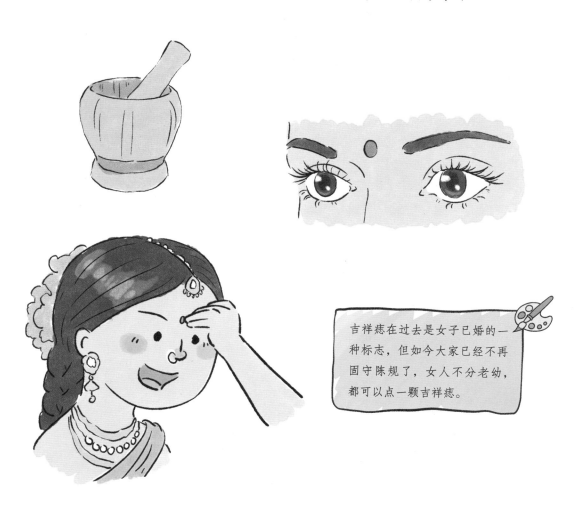

吉祥痣在过去是女子已婚的一种标志，但如今大家已经不再固守陈规了，女人不分老幼，都可以点一颗吉祥痣。

为什么在苏格兰，男人也会穿裙子？

　　严格意义上讲，苏格兰男人穿的不是裙子，而是苏格兰裙，英文名称是"Kilt"，它的历史可以追溯到 16 世纪。在几百年前，苏格兰军队就将苏格兰裙作为制服了。穿苏格兰裙是苏格兰人的一种民族传统，短裙为"正装"，只有在婚礼或者其他正式的场合才穿。

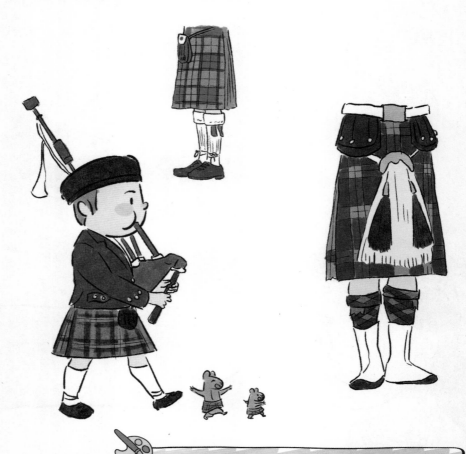

历史上，苏格兰曾经禁止男子穿花格裙，后来经过人民三十年的顽强反抗，迫使政府不得不取消"禁裙令"。

为什么中国古代男子腰间要挂玉佩？

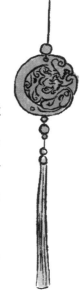

　　男子腰间挂玉佩不仅美观，也含有"修身"的意思。玉有纯洁无瑕、温润如玉的寓意，代表美好的品质，时刻提醒男子要修身养德。玉佩也还能规范男子走路的礼仪，玉佩在走慢时无声，走快时发出凌乱的撞击声，走得不急不慢时，玉佩会发出悦耳的响声，由此可以约束自己走路时从容适度。除此之外，玉佩还是一种身份、地位的象征。

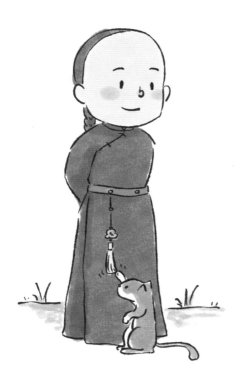

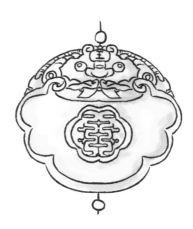

《礼记·玉藻》中说："君子无故，玉不离身。言念君子，其温如玉。"大意为：君子不要无缘无故地把玉佩摘下来，言行举止要做到温润如玉。

穿西装的时候为什么要打领带？

据说，领带是在法国国王路易十四的推广下逐渐流行起来的，它被凡尔赛的贵族和上流人士接纳效仿后，在整个西方普及开来。现在，穿西装打领带已经成为一种国际通行的社交礼仪，是男士在出席正式场合时的着装。打领带不仅能增添西装的美感，让人看起来更加大气、庄重，还能体现佩戴者的年龄、职业、气质、文化修养等。

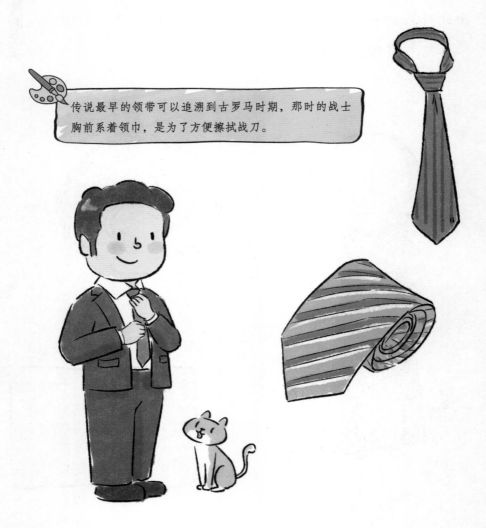

传说最早的领带可以追溯到古罗马时期，那时的战士胸前系着领巾，是为了方便擦拭战刀。

皇帝的龙袍都是黄色的吗？

古代皇帝并不都是穿黄色的龙袍，比如秦始皇穿的是黑色长袍，汉文帝则穿红色长袍。皇帝穿黄袍最先开始于隋文帝，他认为黄色祥瑞、富贵。到了唐朝，为了区分等级尊卑，这才开始规定只有皇家可以穿黄色衣服，民间百姓则不允许穿黄色衣服。

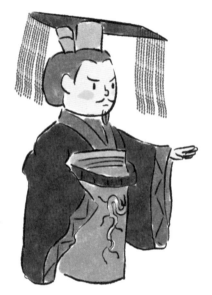

皇帝日常穿的衣服不都是黄色，也有其他颜色。

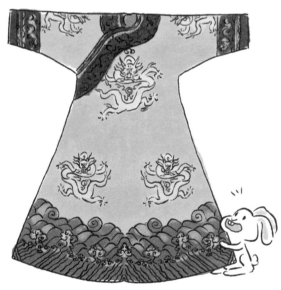

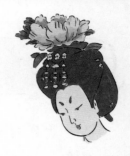

在唐朝，人们为什么以胖为美？

　　盛唐崇尚丰腴的体态，因为丰腴是富贵、祥和的象征。从汉末到唐初，中国经历了长时间的战乱，人们崇尚和平、富足的生活，盛唐时社会安定，人民安居乐业，心宽体胖，自然产生了"以胖为美"的审美。另外，唐朝的皇室具有鲜卑族血统，在审美上也更倾向于游牧民族的健硕、健壮之美。

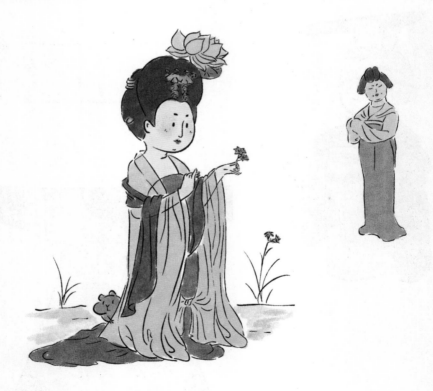

杨贵妃号称"唐朝第一美女"，也是中国古代四大美人之一，她也是唐代"以胖为美"的典型代表。

人们为什么要发明高跟鞋？

　　高跟鞋最初并不是为女性发明的。据说，最初人们在骑马时，为了双脚能够扣紧马镫，便发明了带跟的鞋子。后来，法国国王路易十四为了让身材矮小的自己看起来更高大威武，便让鞋匠为他设计了日常穿的高跟鞋，并规定只有宫廷人员才能穿，之后高跟鞋逐渐在整个欧洲流行起来。

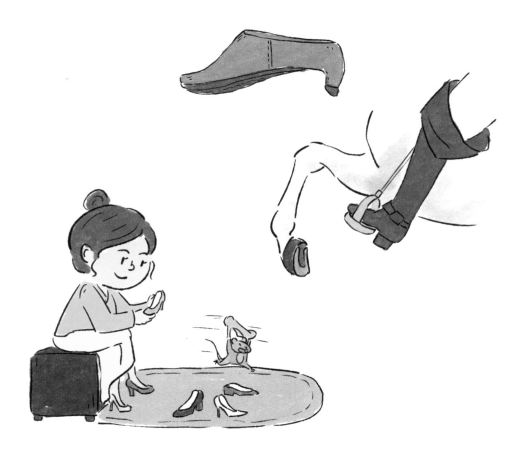

高跟鞋虽然美丽，但穿起来并不是很舒服，小孩子的身体正在生长发育中，不适合穿高跟鞋。

皮筋发明之前，古人一般用布头绳和发簪扎头发。头绳的固定性非常好，不仅使用灵活，还有装饰的作用。发簪长得像一根筷子，将头发在发簪上绕几圈，再将发簪插回头发，就能把头发固定住了。除此之外，人们还用各种各样的发钗、步摇等来装饰头发。

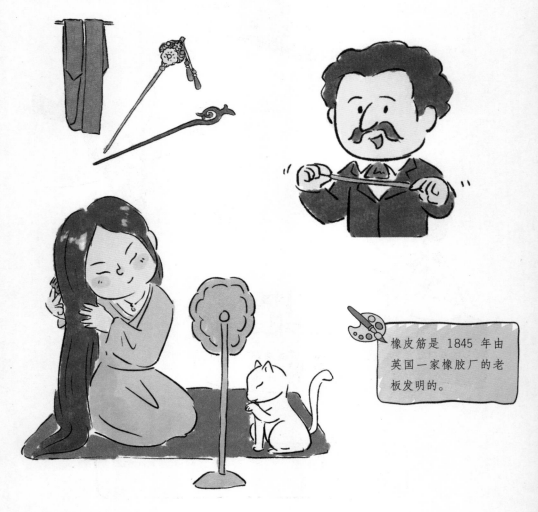

橡皮筋是 1845 年由英国一家橡胶厂的老板发明的。

设计师香奈儿

加布里埃·香奈儿是著名的法国时装设计师，闻名世界的时尚品牌香奈儿就是她在 1910 年创立的。

那个时代的女性着装是非常束缚拘谨、华丽沉重的宫廷风格，美丽却很不舒适，而香奈儿的设计简洁，借用男装的风格设计出了简约的礼帽、方便的裤装、针织衫、条纹水手衫、斜纹软呢外套……穿上既优雅得体，又舒适自由，将女人们从传统的繁复着装中解放出来，与男人一样享有了平等的着装权利。

香奈儿曾无比自豪地说："是我创造了让女人能生活、能呼吸、感到舒适、看起来年轻的时尚。"她被美国《时代》杂志评为 20 世纪影响最大的 100 人之一。

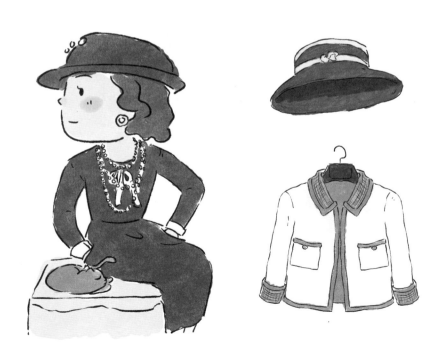